Mosaik

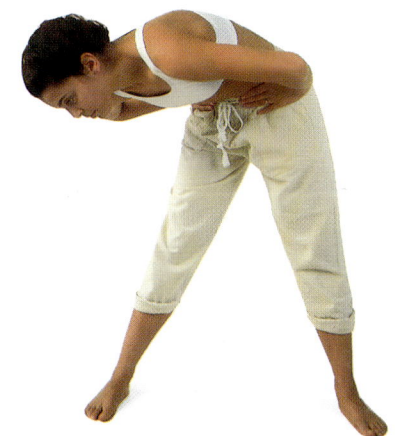

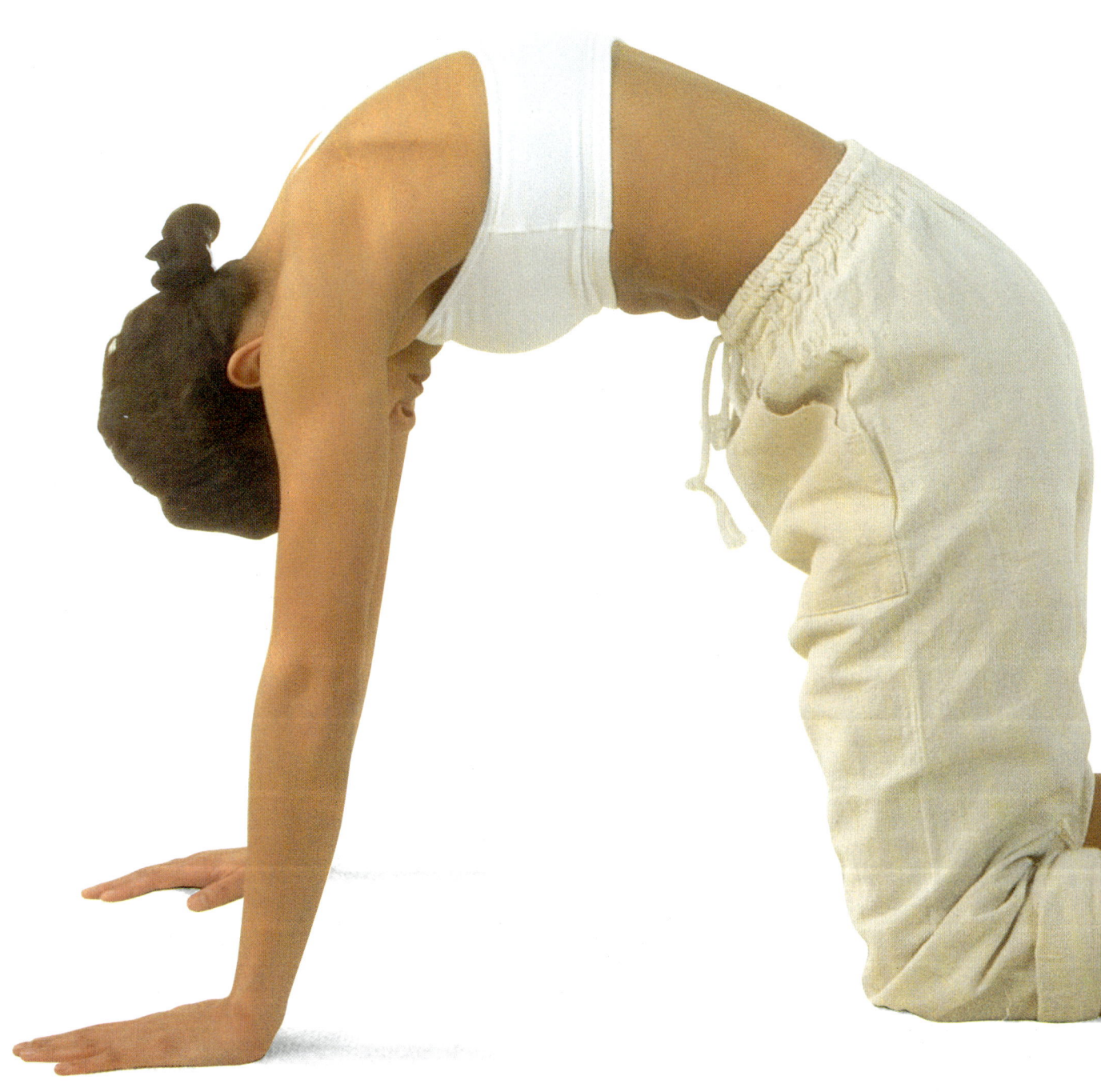

MARK EVANS

EINFACHE ÜBUNGEN MIT GROSSER WIRKUNG

STRETCHING

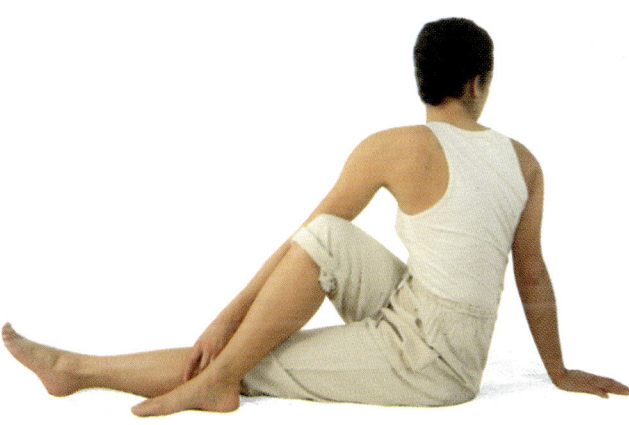

DIE BEWEGLICHKEIT TRAINIEREN

DIE MUSKULATUR KRÄFTIGEN

DIE KÖRPERHALTUNG VERBESSERN

GESUNDHEIT UND VITALITÄT STEIGERN

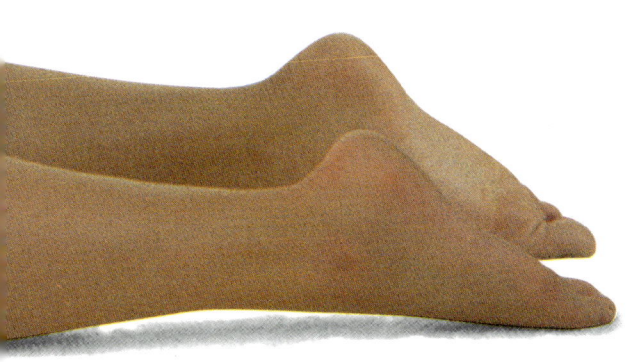

FOTOS
DON LAST

Mosaik Verlag

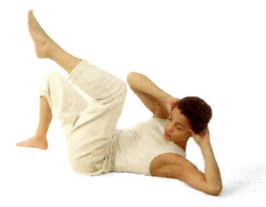

Titel der Originalausgabe:
Instant Stretches For Stress Relief

Originalverlag:
Lorenz Books, London is an imprint of
Anness Publishing Limited

Designer: Bobbie Colgate Stone
Fotograf: Don Last

Anmerkung:
Die in diesem Buch angeführten und beschriebenen Empfehlungen, Ideen und Techniken können
keinesfalls den Rat eines Arztes oder anderer fachlich kompetenter Personen ersetzen. In Bezug auf die Umsetzung
der angeführten Empfehlungen, Ideen und Techniken wird seitens des Verfassers und des Verlages
keinerlei Haftung übernommen.

Der Mosaik Verlag ist ein Unternehmen der Verlagsgruppe Bertelsmann

© 1996 Anness Publishing Limited

© Alle Rechte an der deutschsprachigen Ausgabe
Mosaik Verlag GmbH, München 1998/54321

Aus dem Englischen von: Mag. Petra Schwaiger
Produktionsbetreuung: Print Company Verlagsges.m.b.H. Wien

Druck und Bindung: Sino, China
Printed in China
ISBN 3-576-11053-4

Inhalt

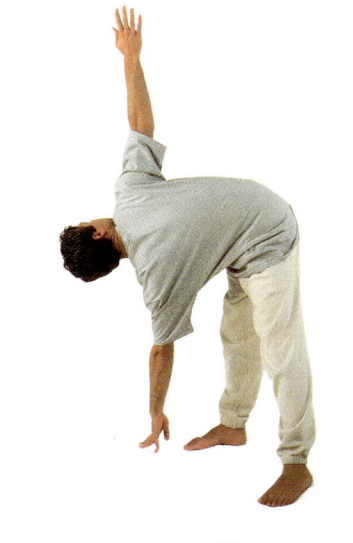

Einleitung   6

Vorbereitungen   10

Aufwärmübungen   12

Verbesserung der Beweglichkeit   16

Hilfe bei Kopfschmerzen   20

Verbesserung der Körperhaltung   23

Übungen gegen Rückenschmerzen   26

Atem- und Kreislaufübungen   30

Übungen für schmerzende Beine   32

Übungen für besseren Kreislauf   36

Belebende Dehnungsmassage   38

Belebungsübungen müder Muskeln   40

Lösung von Beklemmungen   44

Dehnungsübungen: Bauchmuskeln   46

Arbeitsbedingte Verspannungen   50

Dehnungsübungen zum Aufwachen   54

Dehnungsübungen für Reisende   56

Becken- und Hüftdehnübungen   58

Dehnungsübungen zum Ausklingen   61

Index   64

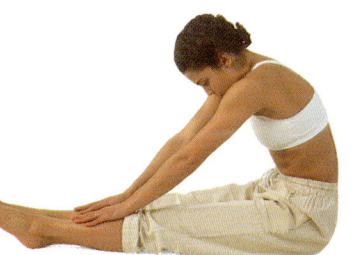

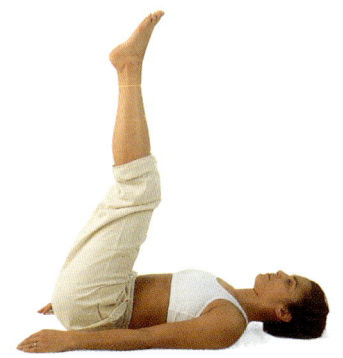

EINLEITUNG

Haben Sie schon einmal einer Katze beim Aufwachen zugesehen? Sie gähnt herzhaft, macht einen Buckel, streckt sich und huscht dann elegant und geschmeidig davon. Haben Sie sich je gefragt, warum sie sich so verhält? Eine Katze weiß instinktiv, daß sich Dehnungsübungen sowohl auf die Beweglichkeit als auch die Blutzirkulation mehr als positiv auswirken – und dieses Wissen können auch Sie sich zunutze machen.

Bei den meisten Menschen äußern sich tägliche Sorgen, schlechte Haltung, zu wenig Bewegung etc. in Muskelverspannungen, die unsere Glieder steif werden lassen und unsere körperliche wie auch geistige Beweglichkeit stark beeinträchtigen. Regelmäßige Dehnungsübungen machen nicht nur unseren Körper gelenkiger, sondern können auch eingefahrene Denkmuster wieder etwas lösen.

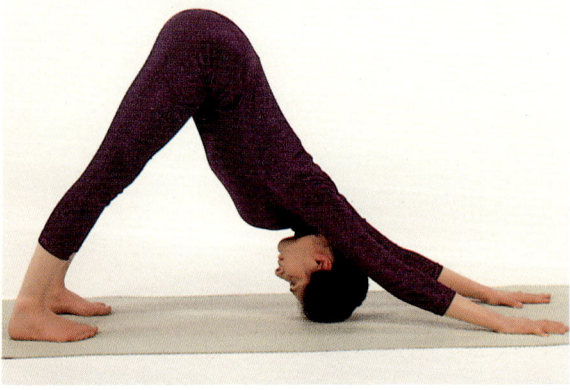

Regelmäßige Dehnungsübungen straffen unsere Muskeln, Sehnen und Bänder, unsere Körperhaltung wird aufrechter und unser Gang anmutiger. Die Gelenke werden belastbarer, und die Blut- und Nährstoffzufuhr zu den Muskeln wird angekurbelt. Chronische Verspannungen und Muskelkrämpfe hemmen den Blutkreislauf, während Dehnungsübungen ihn stimulieren und zu neuer Kraft und Vitalität verhelfen. Dehnungsübungen sind bereits seit Jahrhunderten ein wichtiger Bestandteil verschiedener Yoga-Praktiken.

Yoga ist ein Geschenk Indiens an die Menschheit – eine ganzheitliche Methode, die körperliches und geistiges Gleichgewicht durch die Vereinigung von Körper, Seele und Geist anstrebt. Yoga ist keine Religion, Yoga ist ein Lebensstil, zu dem sich bereits unzählige Men-

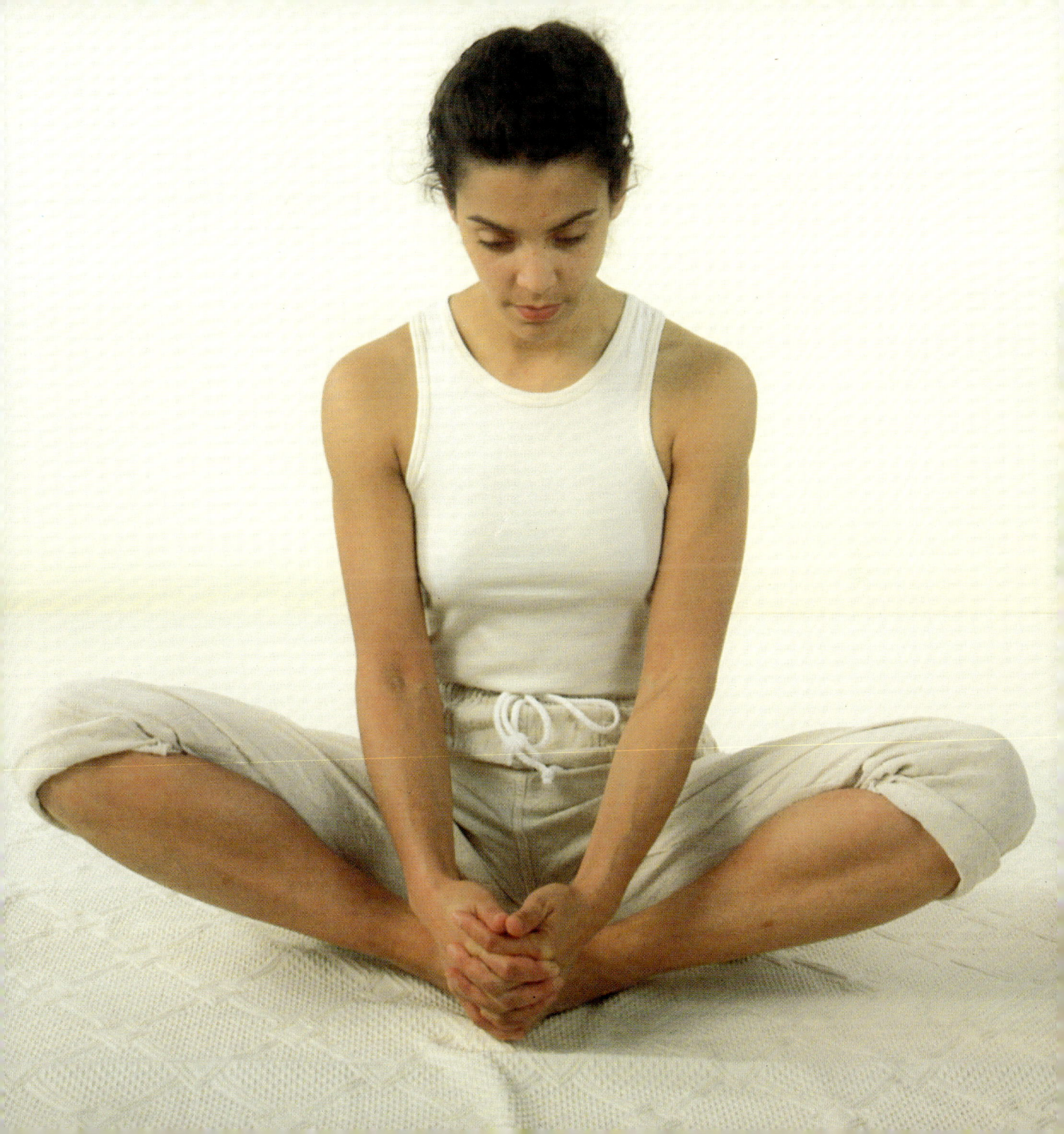

schen bekannt haben – ein Lebensstil, dessen Philosophie täglich aufs neue umgesetzt wird. Die Übungen, welche Atemtechniken und Meditationssitzungen umfassen, erfreuen sich in der westlichen Welt immer größerer Beliebtheit. Yoga-Kurse werden bereits in jeder Kleinstadt angeboten, und der einfachste und effizienteste Weg, die hohe Kunst des Yoga zu erlernen, führt immer noch über einen gut ausgebildeten, einfühlsamen Lehrer. Dieses Buch ist als Ergänzung, nicht aber als Ersatz für derartige Kurse gedacht. Es bietet einfache Übungsanleitungen für zu

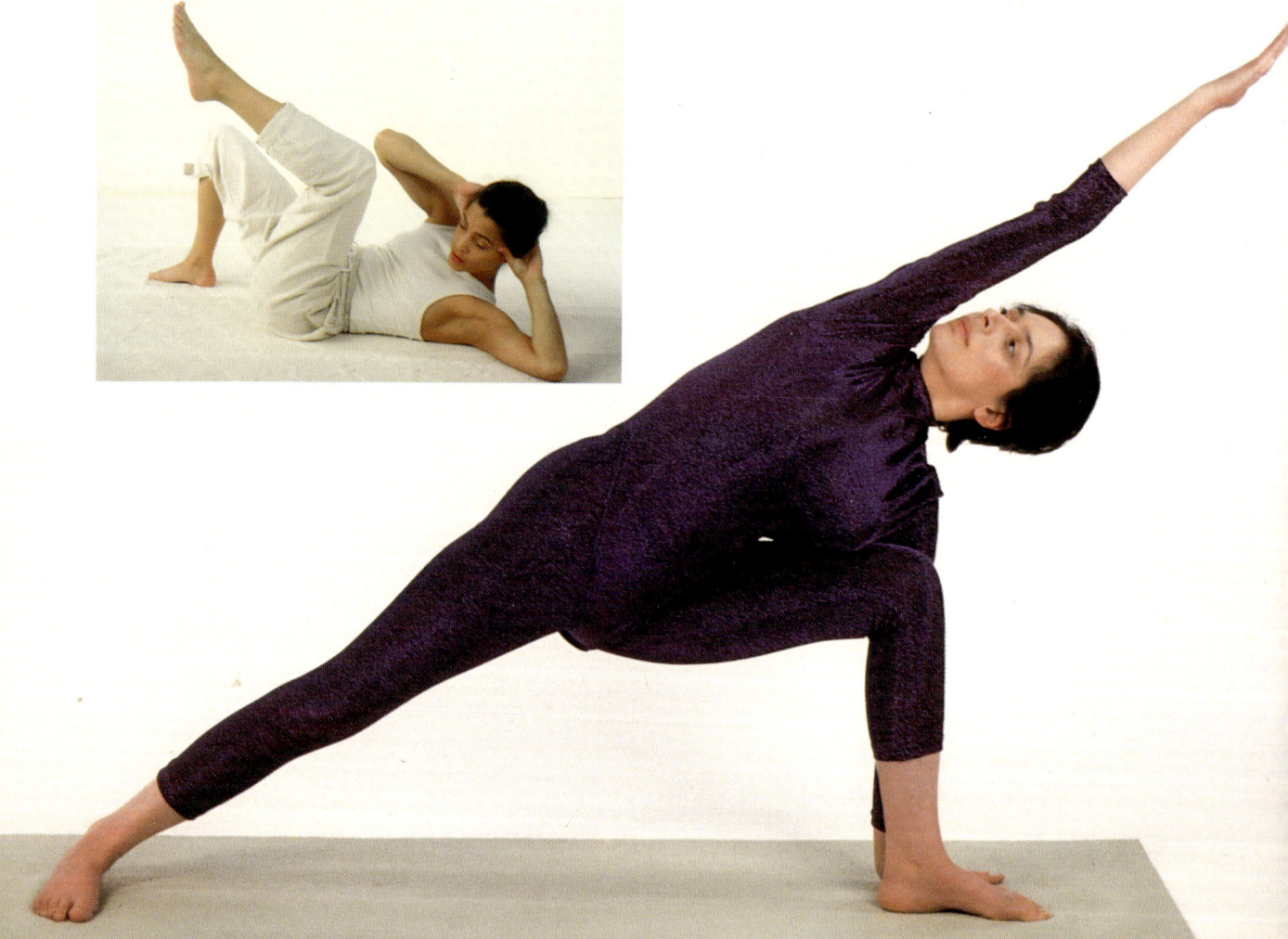

Hause. Yoga basiert auf langsamen Bewegungen und darauf, die Dehnung zu halten. Yoga-Übungen belasten den Kreislauf nicht, sondern bauen Spannungen und Druck ab und Energie auf. Nicht alle Übungen in diesem Buch sind reine Yoga-Übungen, folgen aber im wesentlichen den Grundprinzipien des Yoga. Wir haben versucht, uns auf einfache und leicht nachvollziehbare Übungen zu konzentrieren. Halten Sie die Stellungen anfangs nicht zu lange, und übertreiben Sie die Übungen nicht, denn Yoga sollte stets eine angenehme Erfahrung sein – für Jung und Alt.

ACHTUNG:

Die hier gebotenen Dehnungsübungen sind als Einführung in die Praxis des Yoga zu verstehen und dienen der Verbesserung der individuellen Beweglichkeit, der Blutzirkulation und der Körperhaltung. Sie sollen und können aber niemals Ersatz für individuelle Beratung durch einen Yoga-Lehrer sein, welcher bei allfälligen Fragen stets erste Anlaufstelle sein sollte.

Bei gesundheitlichen Problemen, wie etwa Rückenverletzungen, sollten die Übungen erst nach Rücksprache mit einem Arzt praktiziert werden. Bei medizinischen Indikationen, wie Bluthochdruck oder Schilddrüsenproblemen, sollten Umkehrhaltungen, wie z. B. der „Pflug", unterlassen werden. Wenn Sie sich schon längere Zeit nicht mehr sportlich betätigt haben, beginnen Sie mit einfachen Übungen, und bauen Sie langsam auf. Wenn Ihr Körper verspannt ist, können die Dehnungsübungen anfangs etwas weh tun. Aber bei ernsthaften Schmerzen sollten Sie die Übung sofort abbrechen. Tägliches Training macht Ihren Körper nicht nur gelenkiger und leistungsfähiger, sondern fördert auch das allgemeine Wohlbefinden und verbessert die Körperhaltung. Sollten Sie bei einer Übung allerdings Zweifel haben, ob sie Ihnen guttut, dann unterlassen Sie sie lieber.

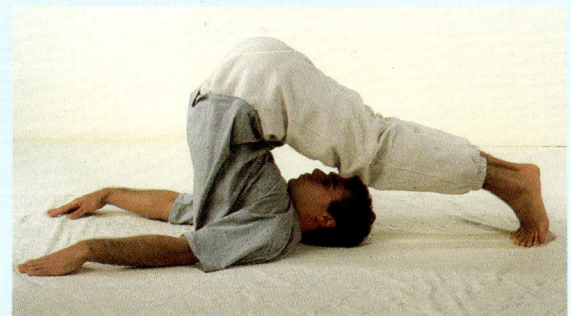
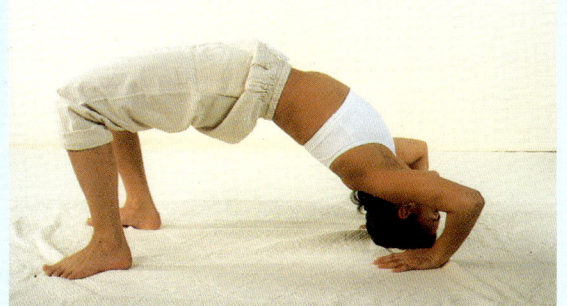

VORBEREITUNGEN

DAS BESTE AN YOGA IST, daß man die einfacheren Dehnungsübungen immer und überall machen kann: zu Hause, im Büro, im Supermarkt und selbst im Auto. Ihren vollen Nutzen entfalten Dehnungs- und Yoga-Übungen allerdings erst, wenn man sich auch Zeit und Raum dafür nimmt und die Übungen ohne Druck und Unterbrechungen ausführen kann. Allein schon Raum – im wörtlichen wie auch übertragenen Sinn – für Yoga zu schaffen, kann entspannende Wirkung haben und die Effizienz der Übungen noch erhöhen.

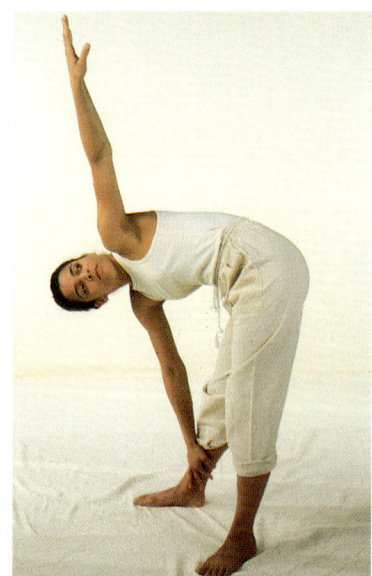

Ziehen Sie sich für die Übungen vorzugsweise in einen Raum zurück, der Ruhe und Gelassenheit vermittelt, sorgen Sie für angenehmes Licht, und legen Sie für die Bodenübungen eventuell eine Matte bereit. Auch einige Kissen können zur Rückenstützung durchaus hilfreich sein. Tragen Sie bequeme Kleidung, die Ihnen genügend Bewegungsfreiheit garantiert.

Wenn es das Wetter erlaubt, üben Sie bei offenem Fenster, aber achten Sie darauf, daß der Raum nicht zu sehr auskühlt – die Übungen sind weder schweißtreibend, noch erhöhen sie den Puls, sondern sollen lediglich verspannte und steife Glieder locker und beweglich machen.

Die Praxis des Yoga erlernt man am besten unter Anweisung eines erfahrenen Lehrers, aber es bedarf regelmäßiger Übung auch zwischen den Kursen. In diesem Buch werden in erster Linie Anleitungen zu Dehnungsübungen gegeben, die auch ohne professionelle Unterweisung zum Zwecke der Entspannung eingesetzt werden können. Wenn Sie allerdings mehr über Yoga lernen wollen, empfiehlt sich der Besuch eines Yoga-Kurses.

Vielleicht können Sie auch Ihren Partner, Ihre Familie oder Freunde für Yoga begeistern, denn die Dehnungsübungen tun sowohl Körper als auch Geist gut.

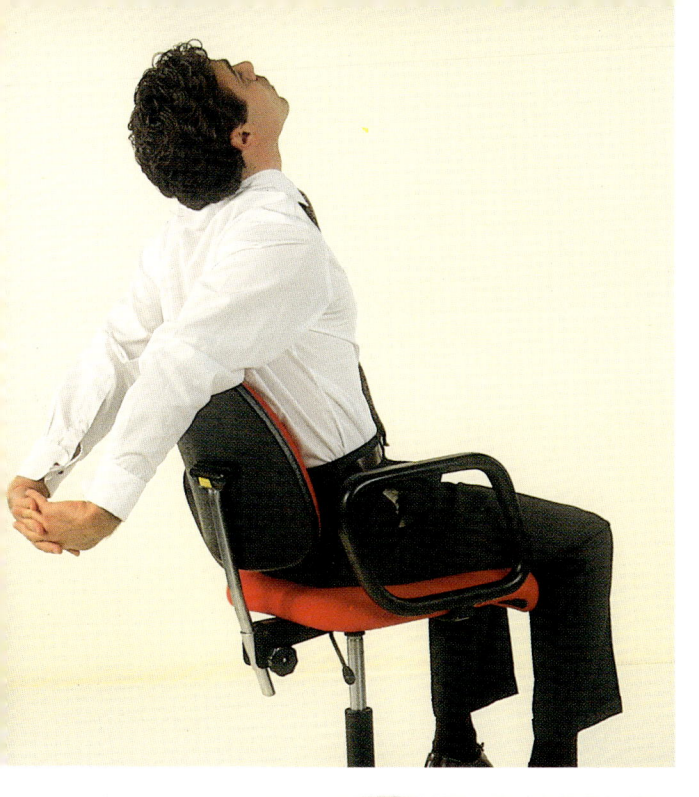

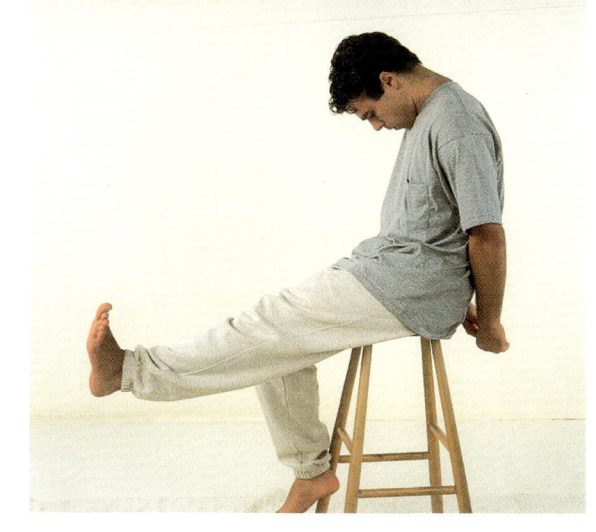

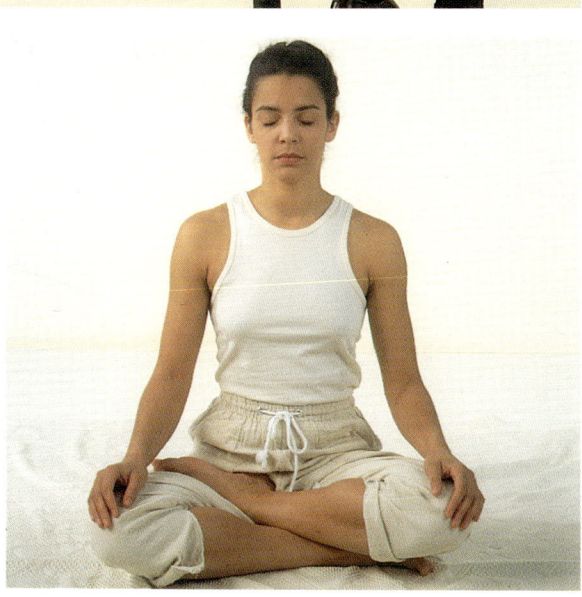

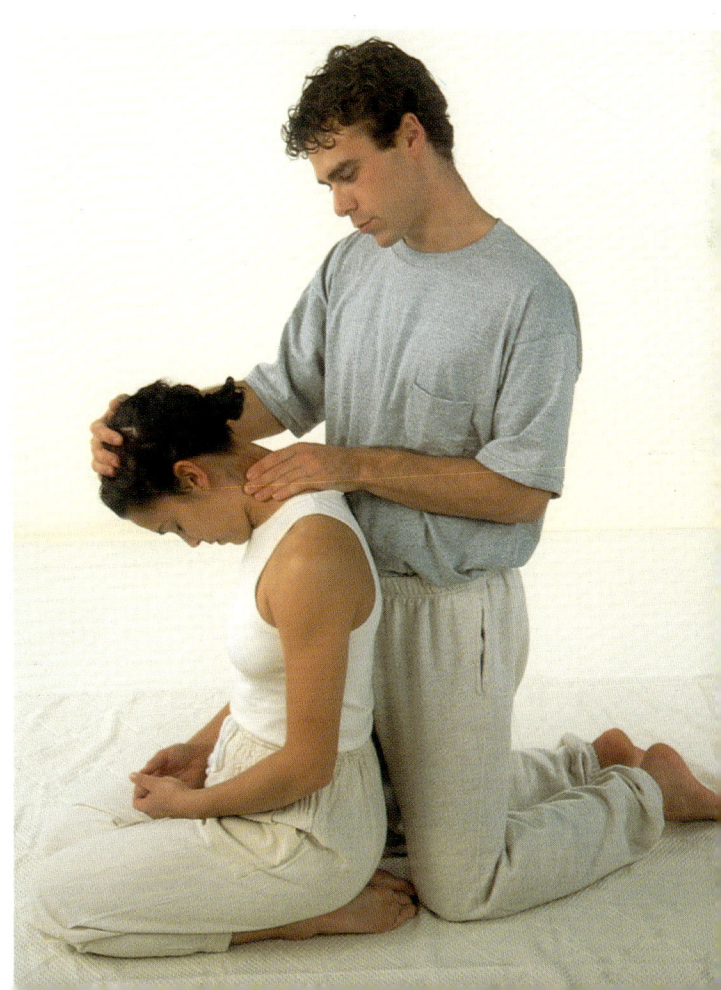

AUFWÄRMÜBUNGEN

Bevor Sie mit den richtigen Dehnungsübungen beginnen, sollten Sie erst einige Aufwärmübungen machen, um die Muskeln zu lockern und Schmerzen vorzubeugen. Diese einfachen Übungen können auch jederzeit gegen aufkommende Verspannungen eingesetzt werden.

SCHULTERHEBEN

1

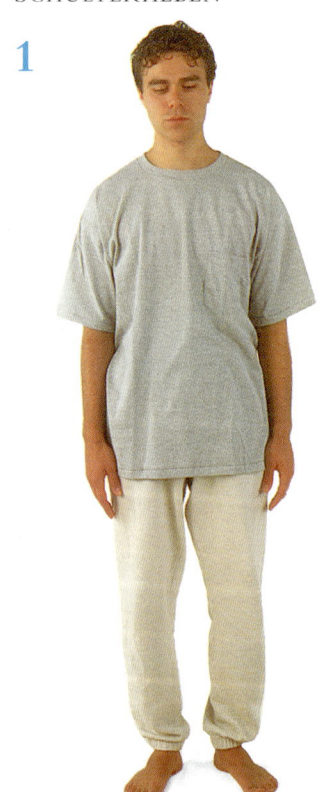

2

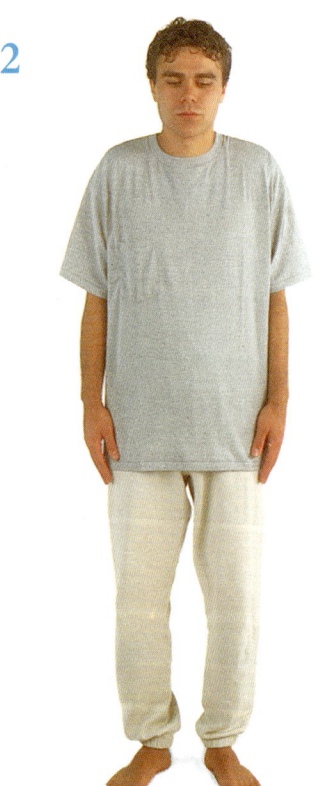

ARMKREISEN

1

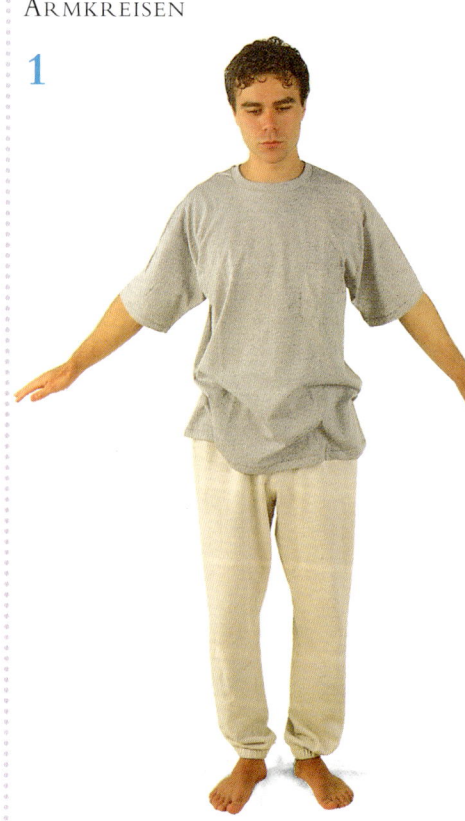

▲ Stehen Sie aufrecht, die Füße sind hüftbreit auseinander und die Schultern ganz entspannt.

▲ Heben Sie die Schultern möglichst weit, dann lassen Sie sie fallen. Öfter wiederholen!

▲ Beschreiben Sie mit den Armen vom Schultergelenk aus große, langsame Kreise.

KNIEBEUGEN

2

1

2

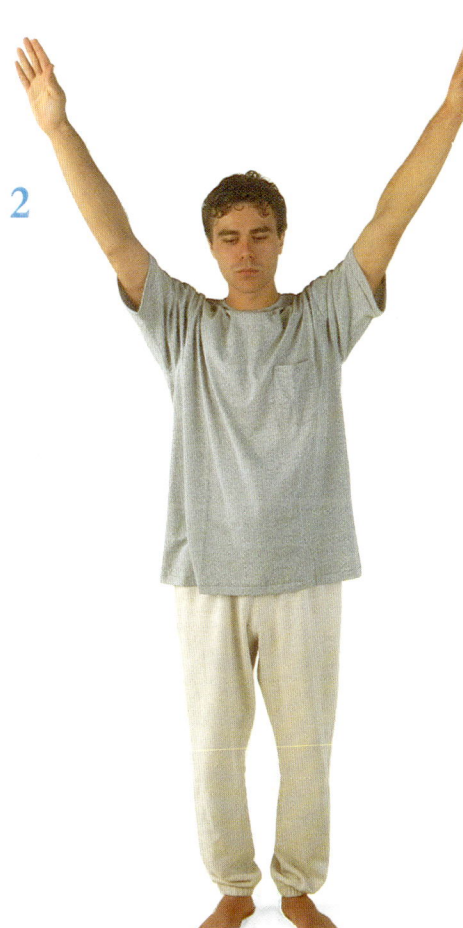

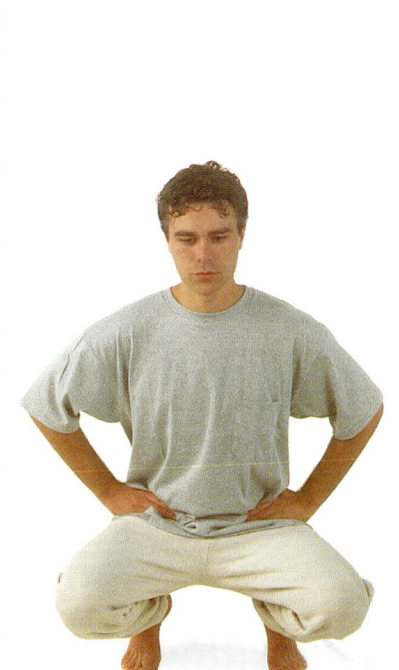

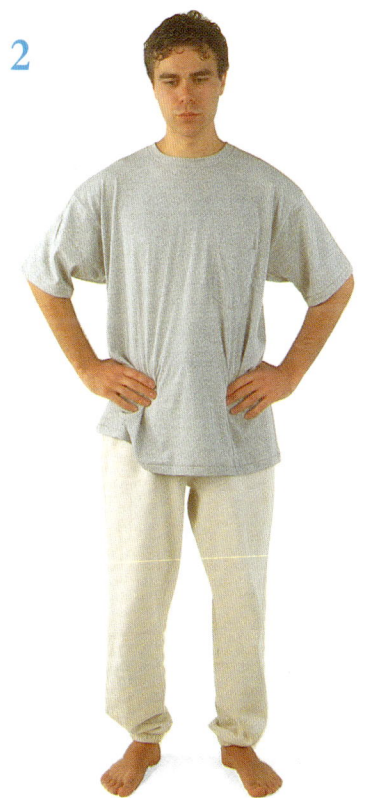

▲ Kreisen Sie mit Ihren Armen mehrmals nach hinten und dann nach vor.

▲ Die Füße in Hüftbreite und die Hände in die Hüften gestützt, beugen Sie langsam die Knie.

▲ Richten Sie sich langsam mit aufrechtem Oberkörper auf. Wiederholen Sie die Übung mehrmals.

LOCKERES ARMSCHWINGEN

1

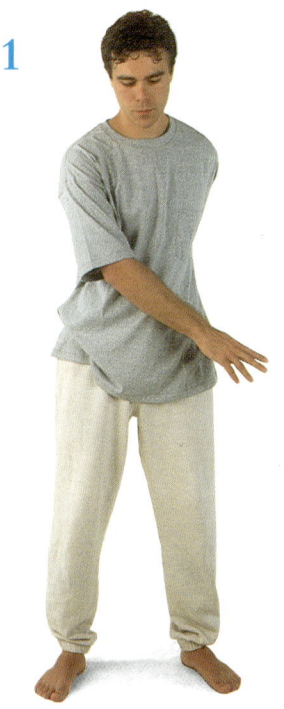

◀ Stehen Sie aufrecht, die Füße in Hüftbreite und die Knie nicht ganz durchgedrückt. Schwingen Sie die Arme um Ihren Körper herum.

▶ Drehen Sie dabei weder Oberkörper noch Becken. Wiederholen Sie die Übung mehrmals, um Arme und Schultern zu lockern.

2

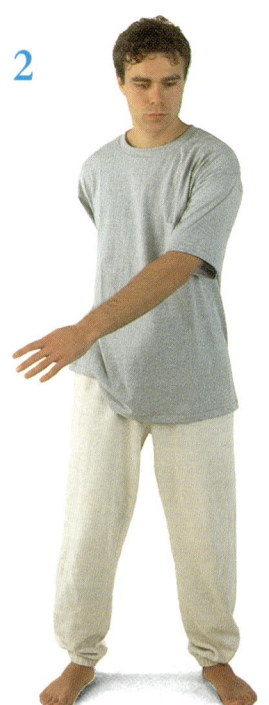

ATMUNGSUNTERSTÜTZENDE DEHNUNG

1

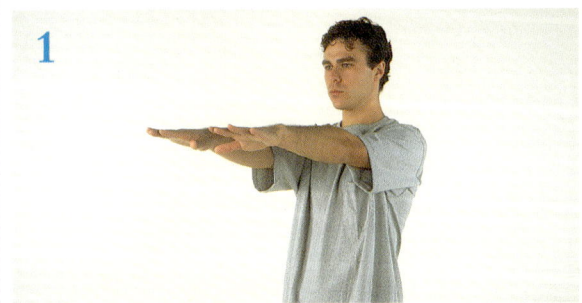

▲ Stehen Sie aufrecht. Die Arme in Schulterhöhe nach vorne gestreckt. Atmen Sie tief ein.

2

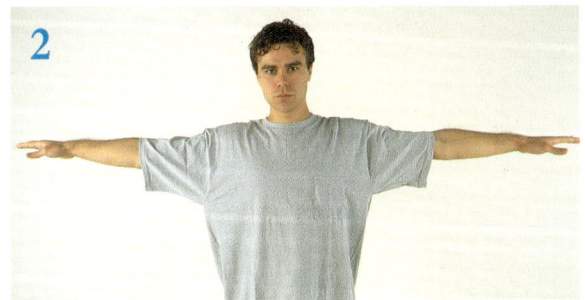

▲ Führen Sie die Arme während des Einatmens zur Seite. Atmen Sie aus. Führen Sie die Arme wieder nach vor. Wiederholen Sie die Übung drei- bis viermal.

KATZENBUCKEL

1

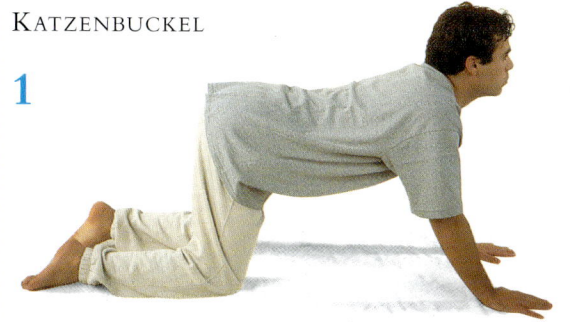

▲ Gehen Sie in die Bankstellung, Hände und Knie in Schulterbreite. Atmen Sie ein, heben Sie dabei den Kopf, und machen Sie ein Hohlkreuz.

2

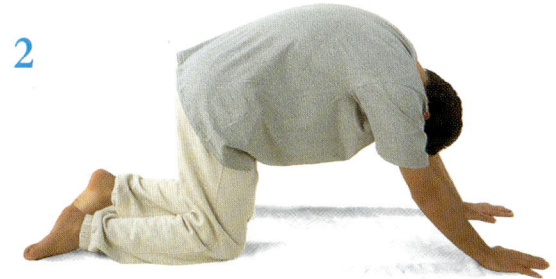

▲ Atmen Sie aus, krümmen Sie dabei den Rücken zu einem Katzenbuckel, und senken Sie den Kopf. Wiederholen Sie die Übung mehrmals.

OBERKÖRPER-SEITBEUGE

1

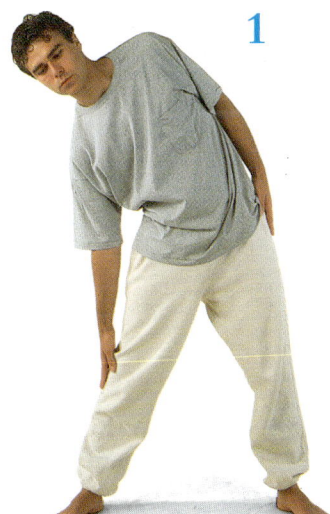

▲ Die Füße sind breit, die Arme locker neben dem Körper. Beugen Sie den Oberkörper ohne Drehung zur Seite.

2

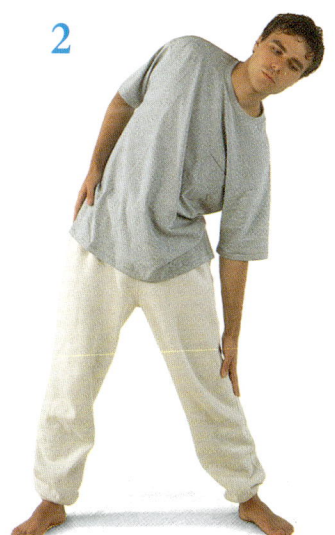

▲ Richten Sie sich wieder auf, und beugen Sie den Oberkörper zur anderen Seite. Wiederholen Sie diese Übung mehrmals.

AUS-SCHÜT-TELN

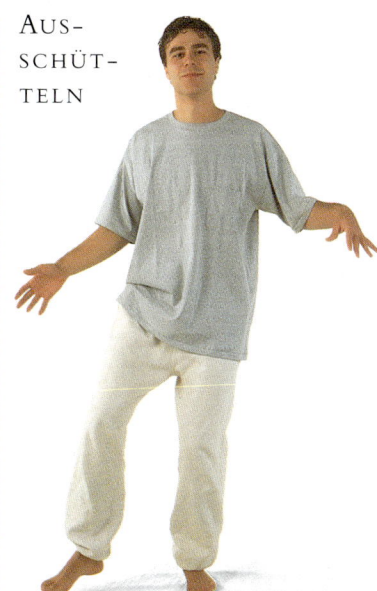

▲ Entspannen Sie sich, lassen Sie locker, und schütteln Sie jegliche Anspannung aus Ihren Gliedern.

VERBESSERUNG DER BEWEGLICHKEIT

Durch Dehnungsübungen wird nicht nur die Blutzufuhr zu verspannten Muskeln stimuliert, sondern auch die allgemeine Beweglichkeit verbessert und Streß abgebaut. Die Übungen halten gelenkig und sollten stets durch eine Gegenbewegung ausbalanciert werden: Auf jedes Beugen sollte beispielsweise ein Strecken folgen.

KOPF-KNIE-STELLUNG

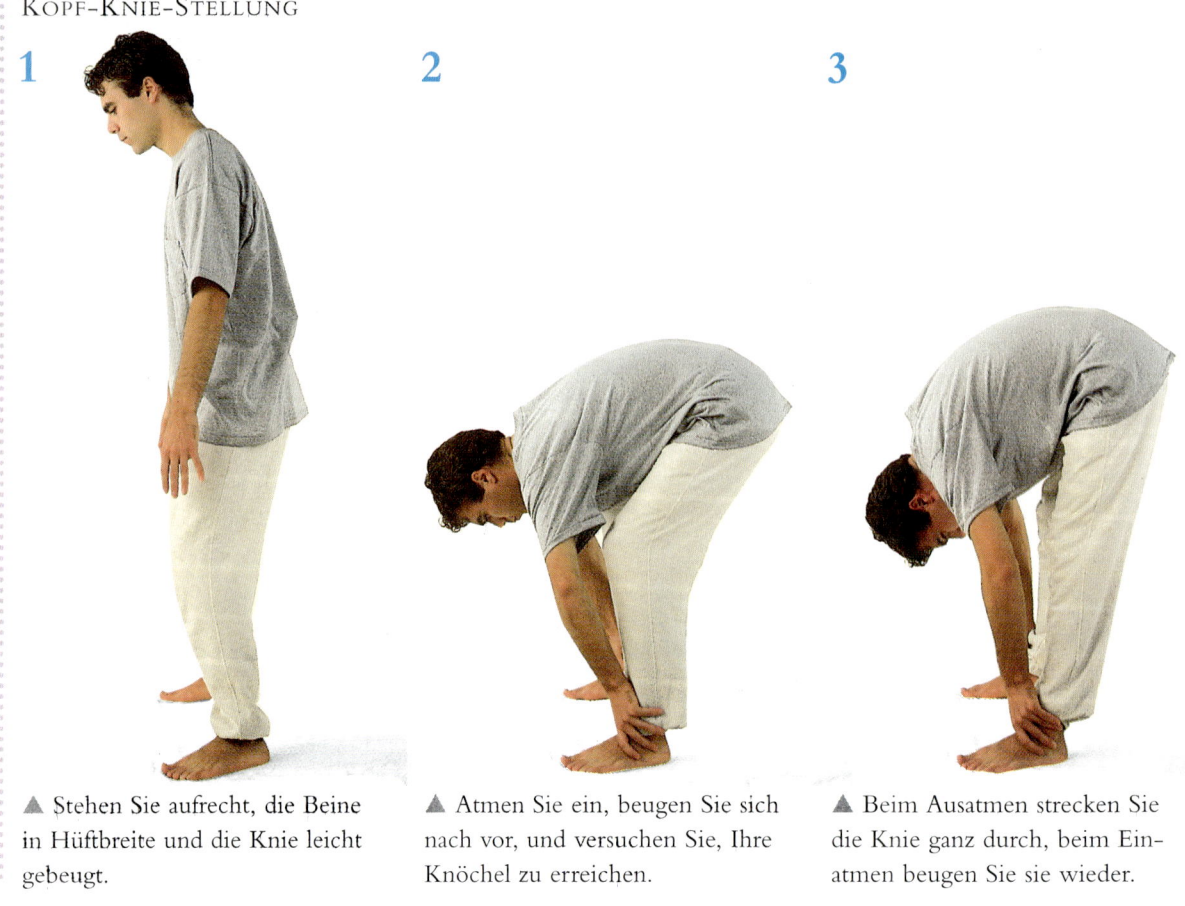

1 **2** **3**

▲ Stehen Sie aufrecht, die Beine in Hüftbreite und die Knie leicht gebeugt.

▲ Atmen Sie ein, beugen Sie sich nach vor, und versuchen Sie, Ihre Knöchel zu erreichen.

▲ Beim Ausatmen strecken Sie die Knie ganz durch, beim Einatmen beugen Sie sie wieder.

BOOT

1

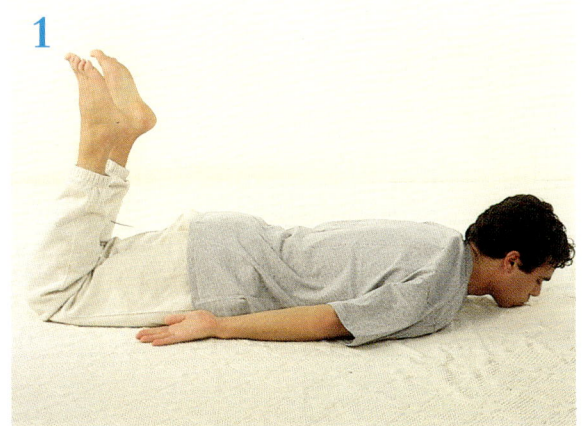

⬆ Legen Sie sich auf den Bauch, die Arme an den Seiten und die Beine im rechten Winkel gebeugt.

2

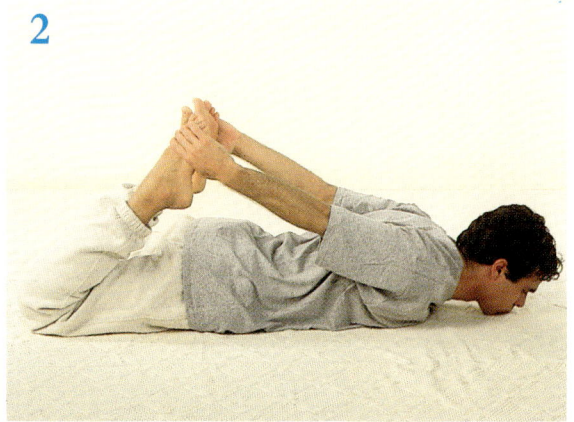

⬆ Greifen Sie nach hinten zu Ihren Füßen, und versuchen Sie, sie mit den Händen zu fassen.

3

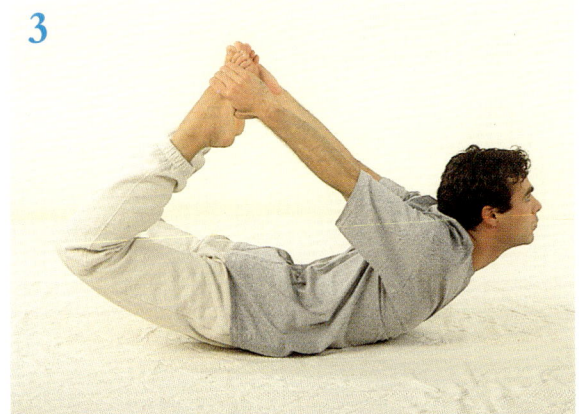

⬆ Heben Sie Kopf und Füße möglichst weit. Halten Sie die Dehnung. Kehren Sie langsam zur Ausgangsposition zurück und wiederholen das zweimal.

ACHTUNG:

Manche der Übungen sehen einfacher aus, als sie sind, besonders wenn man lange Zeit kaum Sport gemacht hat. Vielleicht gelingt es Ihnen nicht gleich, die Endposition einzunehmen. Geben Sie nicht auf, aber überfordern Sie sich auch nicht. Mit etwas Übung werden Sie schon bald wieder zu Ihrer ursprünglichen Gelenkigkeit zurückfinden.

PFLUG

1

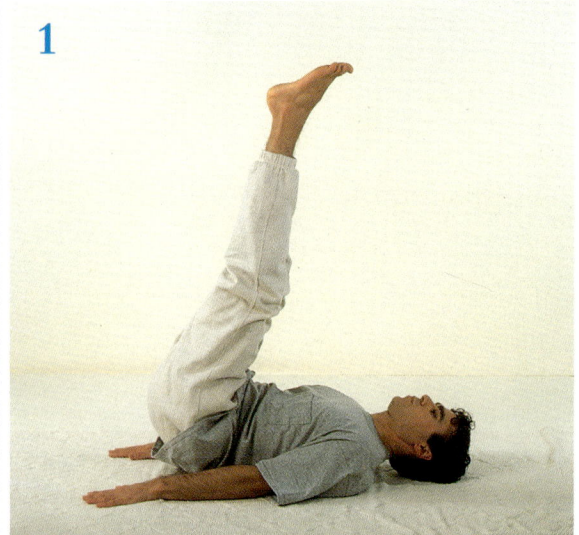

▲ Legen Sie sich auf den Rücken, die Arme liegen an den Seiten und die Hände flach am Boden. Heben Sie die Beine im rechten Winkel nach oben.

ACHTUNG:
Ebenso wie die Bootstellung kann diese Übung anfangs etwas zu schwierig sein. Versuchen Sie aber nie, die Haltung mit Gewalt einzunehmen.

2

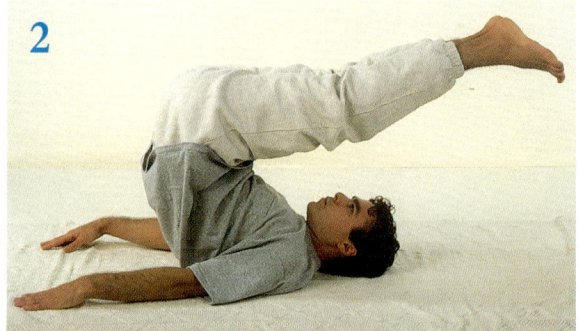

▲ Führen Sie die Beine über den Kopf nach hinten, wobei der Körper vom Boden abhebt.

3

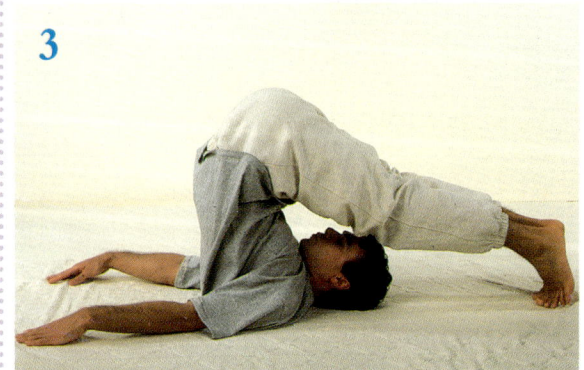

▲ Wenn möglich, versuchen Sie, mit den Zehenspitzen den Boden zu berühren.

4

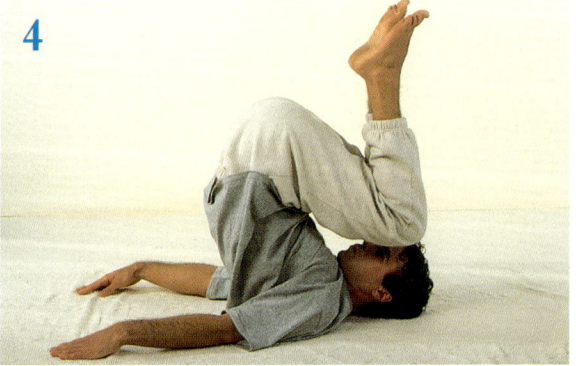

▲ Bevor Sie in die Ausgangsstellung zurückkehren, beugen Sie die Beine und rollen langsam ab.

BRUSTKORBDEHNUNG

Diese Übung dient der Dehnung der Brustmuskeln und der Beweglichkeit der Wirbelsäule.

1   **2**

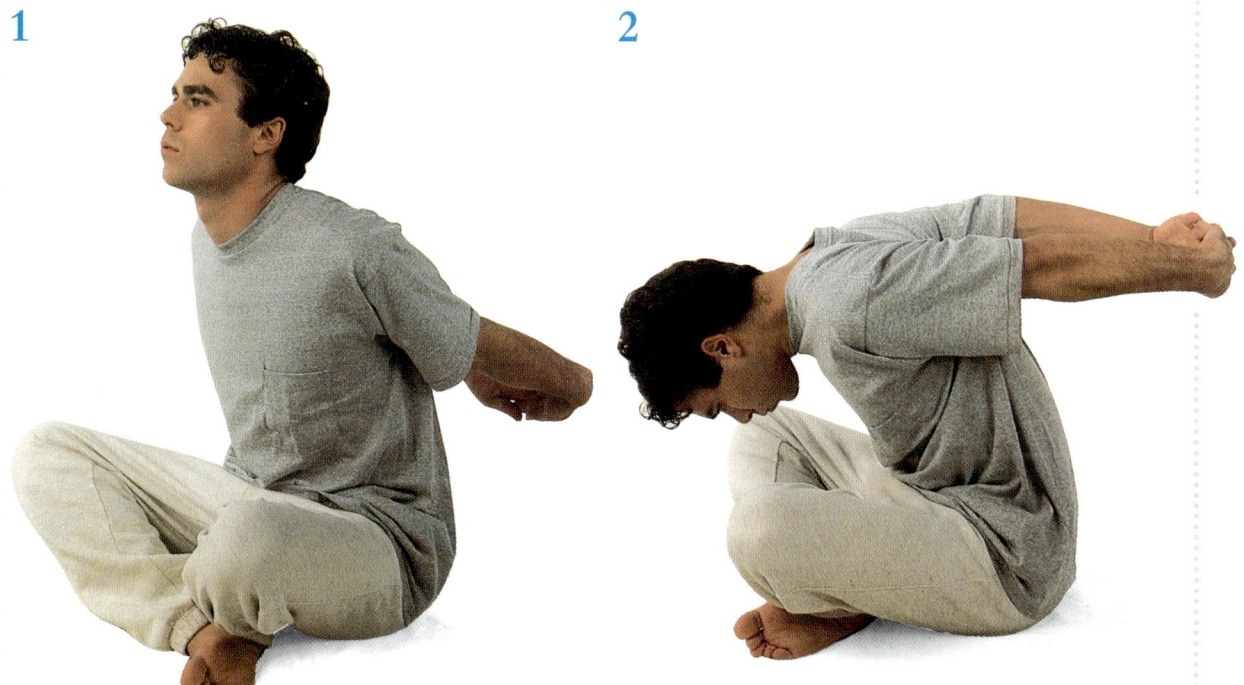

▲ Setzen Sie sich mit überkreuzten Beinen auf den Boden, verschränken Sie die Hände hinter Ihrem Rücken, und versuchen Sie, die Arme so weit wie möglich nach oben zu ziehen. Atmen Sie, während Sie die Arme nach oben ziehen, tief ein. Atmen Sie wieder aus, und lösen Sie die Spannung etwas.

▲ Beugen Sie den Oberkörper während des Ausatmens nach vorne, die Arme sollten dabei so weit wie möglich oben bleiben, um die Dehnung zu halten. Richten Sie sich langsam wieder auf. Je mehr Sie üben, desto höher werden Sie Ihre Arme heben können. Versuchen Sie aber nie, mit Gewalt höher zu kommen.

HILFE BEI KOPFSCHMERZEN

Viele Menschen leiden häufig unter Kopfschmerzen, die stets mit einem leichten Druckgefühl im Kopf oder Nacken bzw. einem Spannungsgefühl in den Gesichtsmuskeln beginnen. Einige wenige Dehnungsübungen können helfen, Muskelverspannungen zu lösen und Kopfschmerzen vorzubeugen.

SEITLICHE NACKENDEHNUNG

1

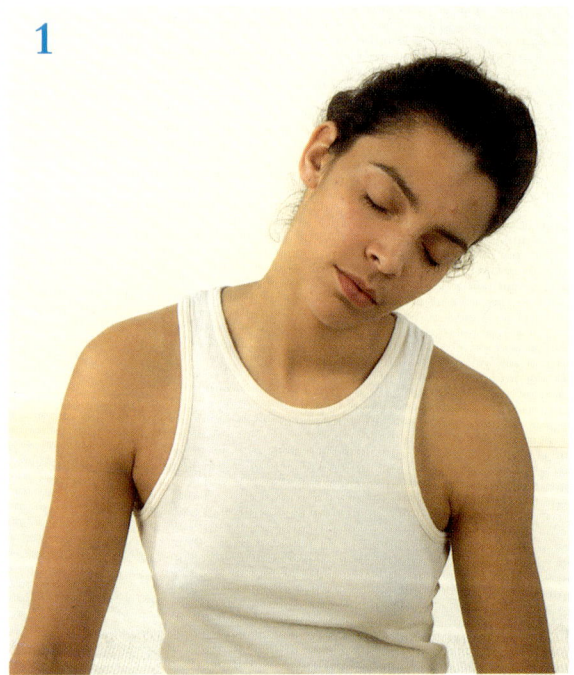

2

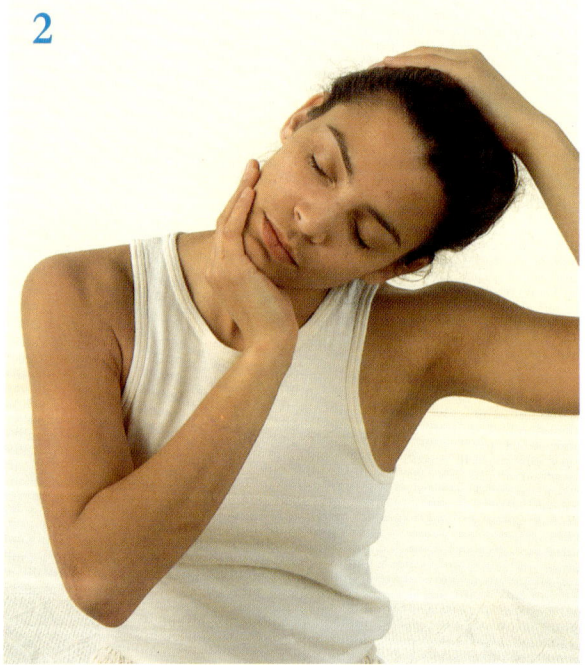

▲ Legen Sie Ihren Kopf vorsichtig zur Seite, und spüren Sie dabei die Dehnung der Halsmuskeln. Richten Sie den Kopf wieder auf, und wiederholen Sie die Übung zur anderen Seite.

▲ Um die Dehnung noch zu verstärken, kann man mit den Händen nachhelfen. Legen Sie dazu eine Hand unter das Kinn und die andere auf den Kopf. Ziehen Sie nun mit der einen Hand den Kopf zur Seite, und drücken Sie ihn mit der anderen nach oben. Wiederholen Sie die Übung zur anderen Seite.

KINN ZUR BRUST

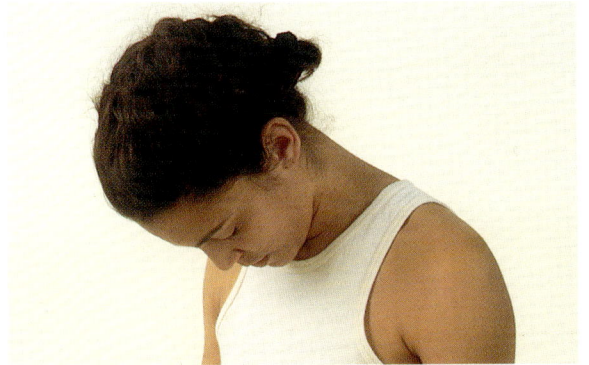

⬥ Beugen Sie den Kopf nach vor, bis Sie die Dehnung im Nacken spüren. Halten Sie diese Dehnung kurz, bevor Sie den Kopf wieder heben. Wiederholen Sie die Übung zwei- bis dreimal.

LÖWE

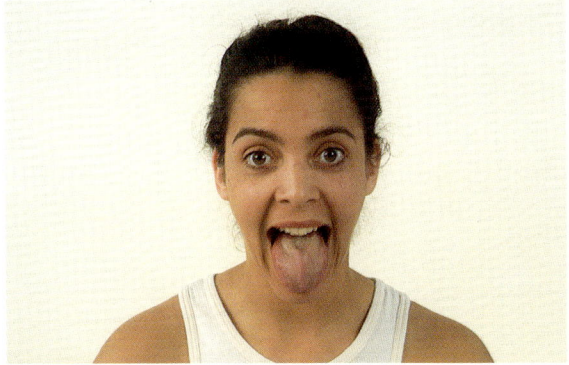

⬥ Dehnen und entspannen Sie die Gesichtsmuskulatur, indem Sie Ihren Mund so weit wie möglich öffnen und die Zunge herausstrecken. Sperren Sie die Augen weit auf. Halten Sie die Dehnung kurz, und wiederholen Sie die Übung mehrmals.

HALBKREISDREHUNG

1

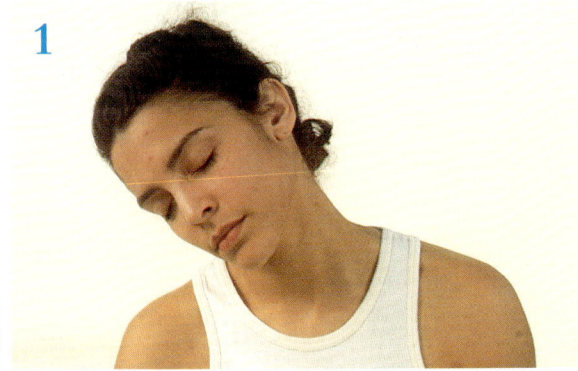

⬥ Legen Sie den Kopf zur Seite, und führen Sie ihn in einem Halbkreis zur anderen Schulter, wobei Sie den Kopf stets gesenkt halten.

2

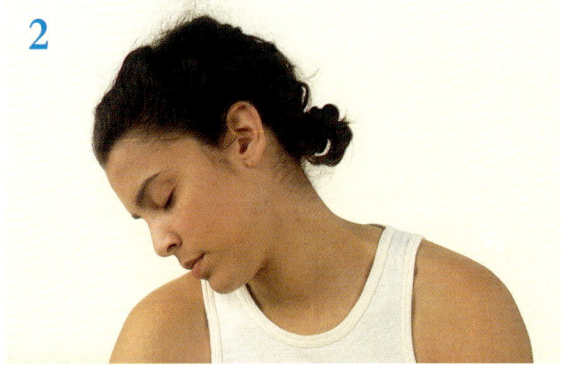

⬥ Beschreiben Sie stets nur einen Halb- und nie einen ganzen Kreis, da sonst die Nackenmuskeln zu stark komprimiert werden.

SCHULTERDEHNUNG

1

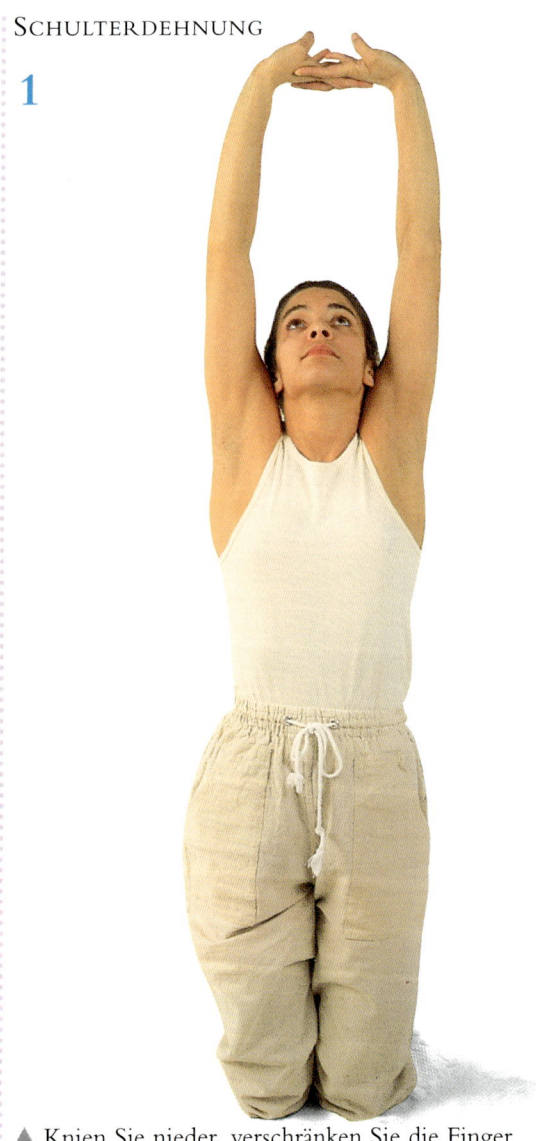

2

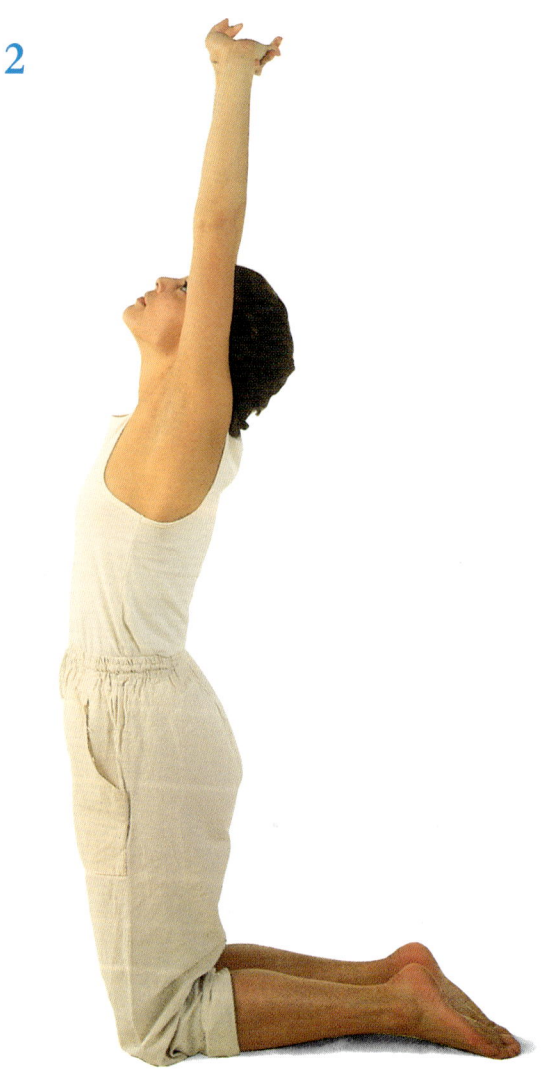

▲ Knien Sie nieder, verschränken Sie die Finger ineinander, und heben Sie die Arme über den Kopf.

▲ Strecken Sie die Arme so hoch wie möglich, halten Sie die Dehnung. Die Übung dreimal wiederholen.

VERBESSERUNG DER KÖRPERHALTUNG

Yoga-Übungen dienen nicht nur der Entspannung, sondern auch der Verbesserung der Körperhaltung. Gute Körperhaltung entlastet die Muskeln und verleiht ein jüngeres und vitaleres Auftreten. Die folgenden Übungen dienen dazu, zu einer natürlichen und anmutigen Körperhaltung zurückzufinden.

GANZKÖRPERDREHUNG

1

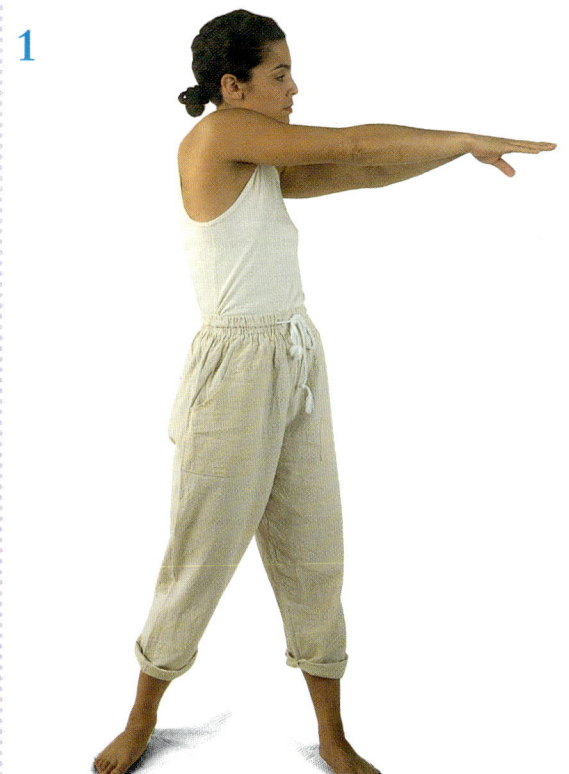

2

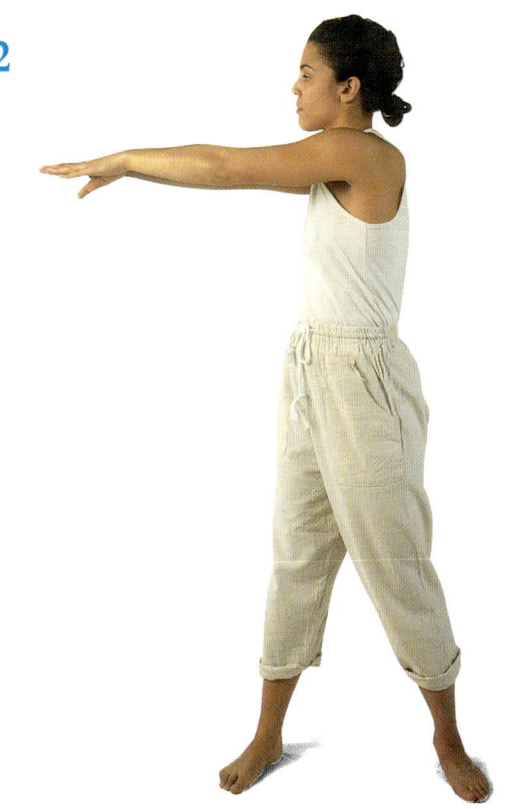

▲ Stehen Sie aufrecht, die Arme waagrecht nach vor gestreckt. Drehen Sie den Oberkörper langsam zur Seite, die Füße bleiben fest am Boden.

▲ Drehen Sie den Oberkörper zur Mitte und dann zur anderen Seite. Noch wirkungsvoller ist die Übung mit geschlossenen Beinen auf den Zehenspitzen.

RISHI-HALTUNG

1   **2**   **3**

▲ Stehen Sie aufrecht, die Beine leicht gegrätscht und die Arme in Schulterhöhe nach vor gestreckt.

▲ Beugen Sie sich seitlich, eine Hand am Bein, den anderen Arm nach oben gestreckt.

▲ Beugen Sie sich möglichst tief hinunter, aufrichtend wiederholen Sie dies zur anderen Seite.

24

BAUM

ARM UND BEIN

1

2

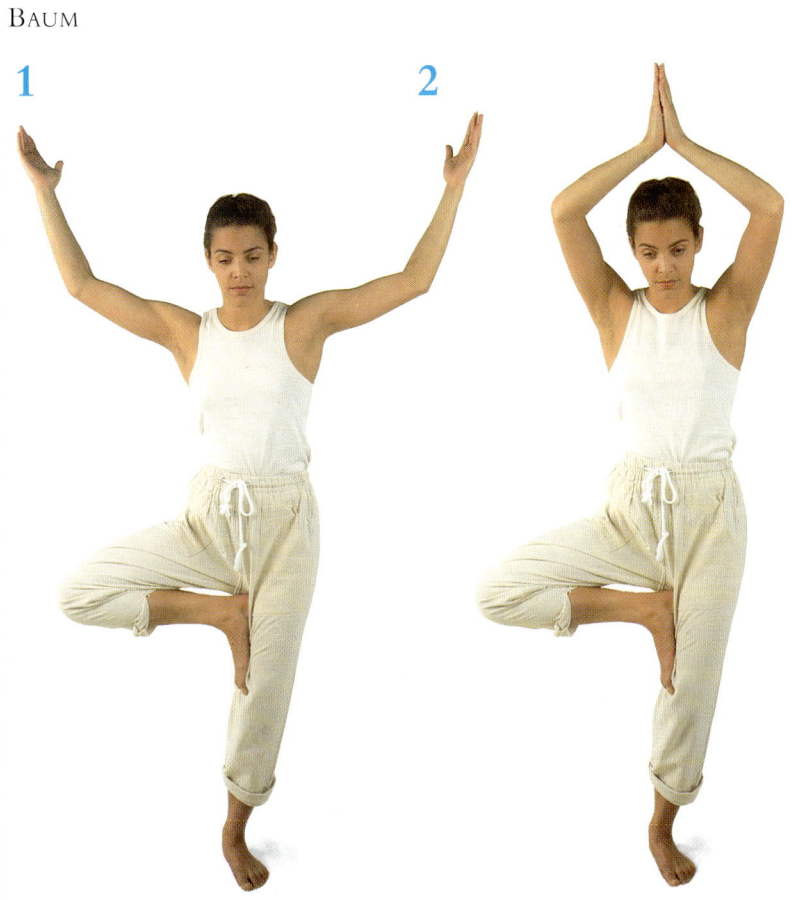

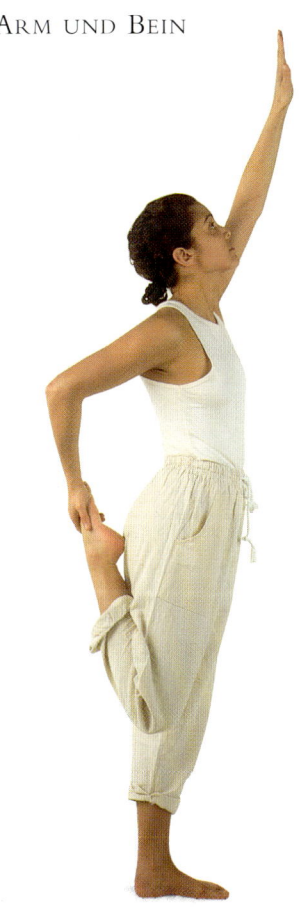

▲ Stehen Sie aufrecht, beugen Sie ein Bein, und ziehen Sie den Fuß an die Innenseite des Oberschenkels des Standbeines. Heben Sie die Arme, und halten Sie die Dehnung. Wiederholen Sie die Übung mit dem anderen Bein.

▲ Sie können die Handflächen entweder über Ihrem Kopf zusammenführen oder die Hände einfach nur nach oben strecken.

▲ Stehen Sie auf einem Bein, beugen Sie das andere nach hinten, und ziehen Sie die Ferse zum Gesäß. Strecken Sie den anderen Arm so weit wie möglich nach oben. Halten Sie die Dehnung, und wiederholen Sie die Übung mit dem anderen Bein und Arm.

ÜBUNGEN GEGEN RÜCKENSCHMERZEN

Rückenbeschwerden gehören mit zur häufigsten Ursache für Krankenstände und sind oft die Folge chronischer Verspannungen im Rückenbereich. Müde und verspannte Muskeln sind darüber hinaus wesentlich anfälliger für Verletzungen. Folgende Übungen sollen dabei helfen, die Wirbelsäule gelenkig zu halten. Bei bestehenden Wirbelsäulenbeschwerden sollten Sie aber einen Arzt zu Rate ziehen.

KOBRA

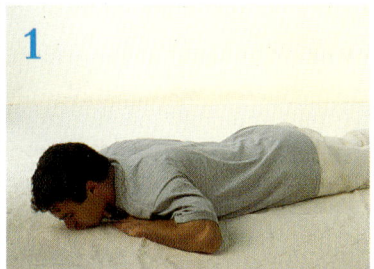

▲ Legen Sie sich auf den Bauch, die Arme gebeugt, die Hände liegen mit den Handflächen nach unten unter den Schultern.

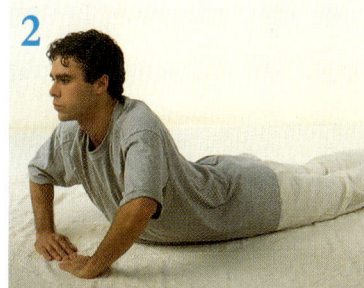

▲ Heben Sie langsam den Oberkörper, stützen Sie sich dabei mit den Armen ab. Atmen Sie während des Aufrichtens aus.

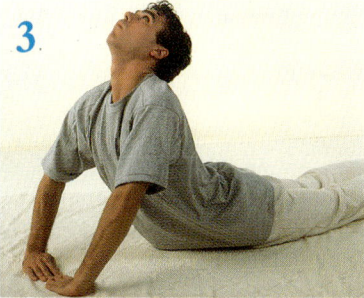

▲ Beugen Sie Oberkörper und Kopf möglichst weit nach hinten. Halten Sie die Dehnung, lassen Sie wieder locker, und senken Sie den Oberkörper langsam ab.

BECKENHEBEN

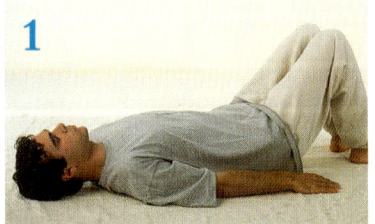

▲ Legen Sie sich mit angewinkelten Beinen auf den Rücken, die Arme liegen seitlich am Körper.

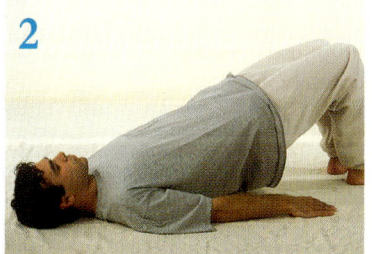

▲ Heben Sie Ihr Becken hoch. Nach kurzem Halten, senken Sie es ab und lockern die Muskeln.

ACHTUNG:
Manche Übungen sind nicht ganz so einfach – versuchen Sie aber nie, sie mit Gewalt auszuführen, und überdehnen Sie Ihre Muskeln nicht.

EINFACHER DREHSITZ

1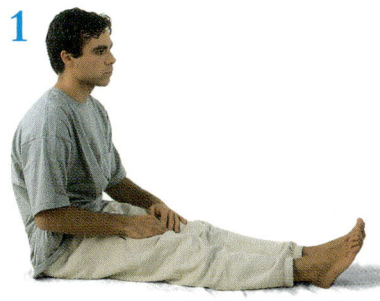

2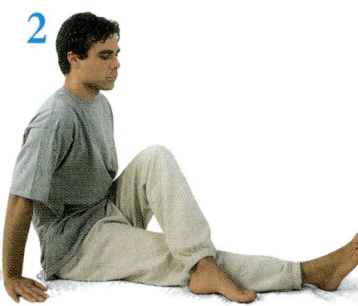

3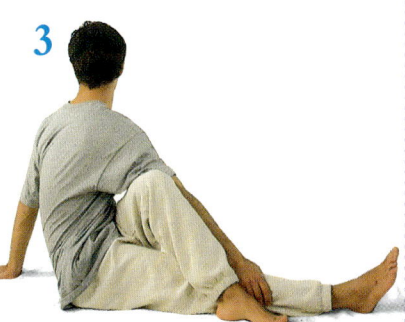

▲ Setzen Sie sich mit gestreckten Beinen auf den Boden.

▲ Beugen Sie ein Bein, und stellen Sie den Fuß über das Knie.

▲ Ergreifen Sie mit der gegen- überliegenden Hand das gestreckte Bein, und drehen Sie den Ober- körper von diesem weg. Wieder- holen Sie dies zur anderen Seite.

GANZER DREHSITZ

1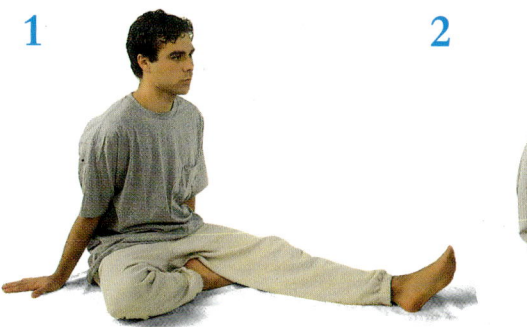

2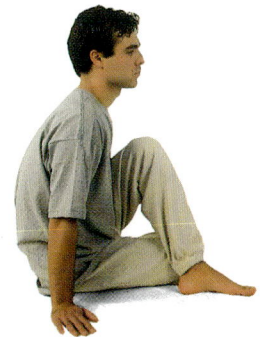

3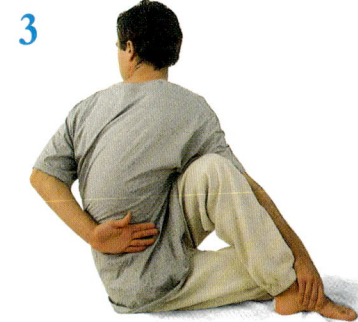

▲ Wenn der einfache Drehsitz klappt, versuchen Sie den Lenden- wirbelbereich mehr zu dehnen, indem Sie ein Bein beugen und den Fuß zum anderen Oberschen- kel hochziehen.

▲ Beugen Sie nun auch das andere Bein, stellen Sie den Fuß über das bereits gebeugte Bein, und ergreifen Sie ihn mit der ge- genüberliegenden Hand.

▲ Drehen Sie den Oberkörper so weit wie möglich nach hinten, halten Sie die Dehnung, und entspannen Sie wieder. Wieder- holen Sie die Übung auch zur anderen Seite.

VORBEUGEDREHUNG

▶ Stehen Sie aufrecht, die Beine leicht gegrätscht und die Arme seitlich in Schulterhöhe ausgestreckt.

▶ Beugen Sie sich nach unten, und versuchen Sie, mit einer Hand den gegenüberliegenden Fuß zu berühren. Kommen Sie langsam wieder in die Ausgangsposition zurück, und wiederholen Sie die Übung zur anderen Seite.

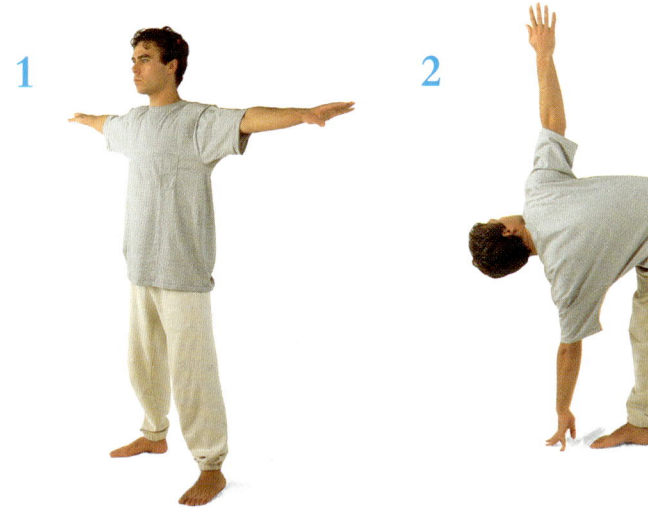

DREIECKSHALTUNG

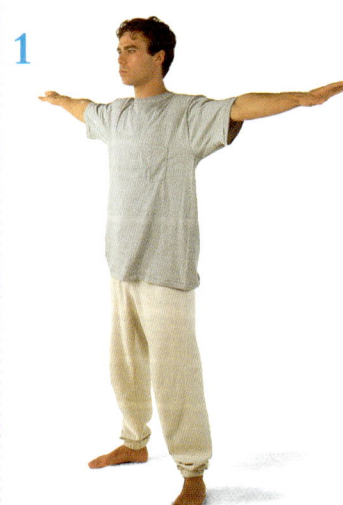

▲ Stehen Sie aufrecht, die Beine in Hüftbreite und die Arme seitlich in Schulterhöhe ausgestreckt.

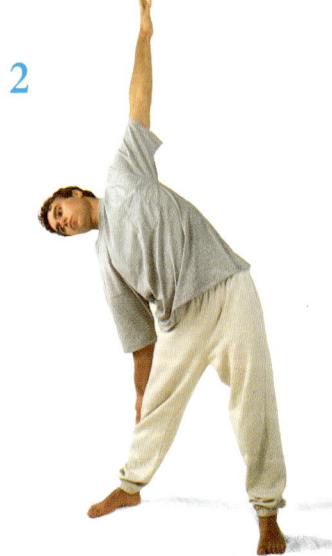

▲ Beugen Sie den Oberkörper zur Seite, und strecken Sie den gegenüberliegenden Arm nach oben.

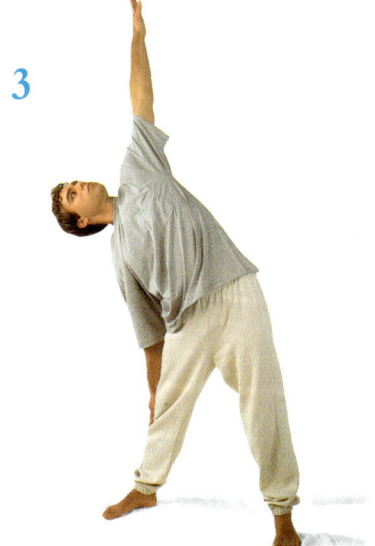

▲ Schauen Sie dem Arm nach, halten Sie die Dehnung, und richten Sie sich langsam wieder auf.

KUTSCHERHALTUNG

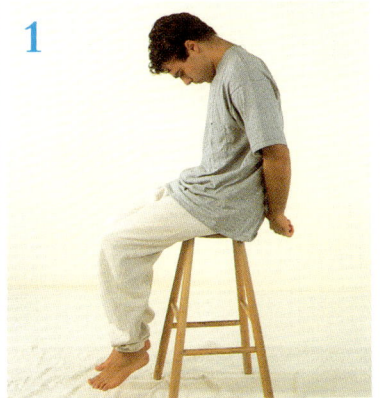

1

▲ Setzen Sie sich auf einen hohen Hocker, die Füße nicht am Boden. Der Rücken rund, das Kinn an der Brust, verschränken Sie die Hände hinter dem Rücken.

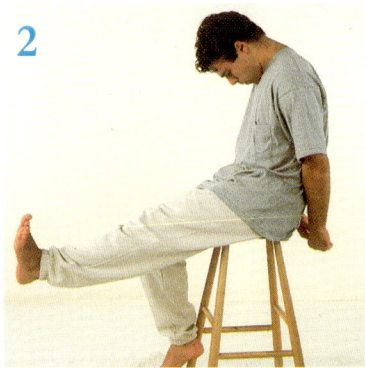

2

▲ Heben Sie ein Bein mit angewinkeltem Fuß. Senken Sie es wieder ab, und üben dies mit dem anderen Bein.

HEUSCHRECKE

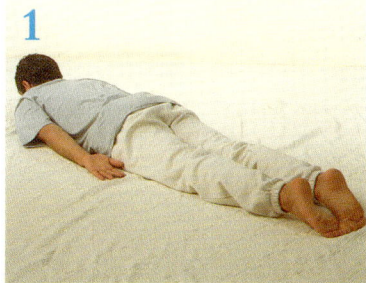

1

▲ Legen Sie sich auf den Bauch, die Arme seitlich am Körper und die Beine geschlossen.

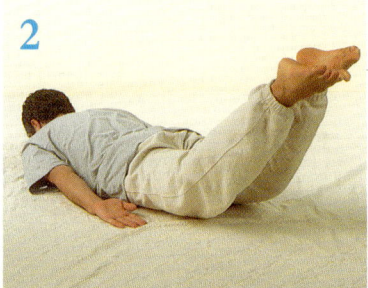

2

▲ Versuchen Sie, beide Beine vom Boden zu heben und sie dabei möglichst gestreckt zu lassen. Der Oberkörper bleibt am Boden liegen. Senken Sie die Beine wieder ab, entspannen Sie kurz, und wiederholen Sie die Übung. Je öfter Sie diese Übung wiederholen, desto leichter wird es Ihnen fallen, die Beine gestreckt zu halten.

RÜCKENDEHNEN

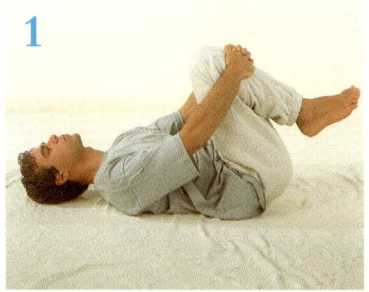

1

▲ Zum Abschluß dieses Übungsprogramms legen Sie sich auf den Rücken. Ziehen Sie die Beine an, und umfassen Sie die Knie mit beiden Händen.

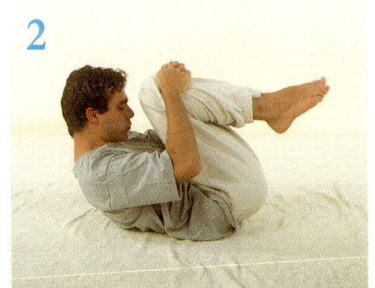

2

▲ Heben Sie den Kopf, und ziehen Sie die Beine ganz zur Brust. Halten Sie die Dehnung, und lassen Sie dann wieder locker. Achten Sie darauf, Ihren Nacken nicht zu überdehnen, wenn Sie den Kopf heben.

ATEM- UND KREISLAUFÜBUNGEN

Chronisch auftretende Verspannungen und Beklemmungen legen sich oft wie ein eiserner Ring um unsere Brust und machen uns das Atmen schwer. Die folgenden Dehnungsübungen sollen dabei helfen, die Atmung und die Blutzufuhr zu den Muskeln und zur Lunge zu stimulieren. Eine tiefe Brustatmung sorgt für ausreichend Sauerstoffzufuhr zur Lunge und in der Folge zu allen Körperzellen, also auch den Atmungsorganen.

ATMUNGSUNTERSTÜTZUNG

1

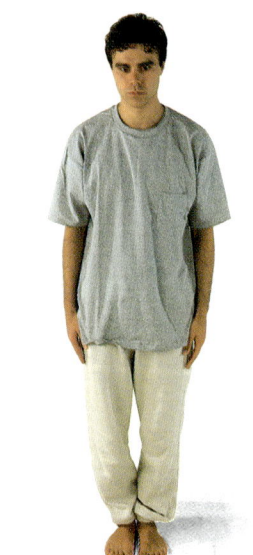

▲ Stehen Sie aufrecht, die Beine geschlossen und die Arme an den Seiten.

2

▲ Atmen Sie langsam und tief ein, und heben Sie dabei die Arme seitlich nach oben.

3

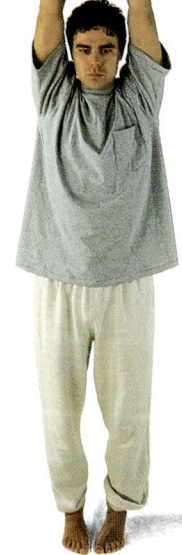

▲ Heben Sie die Arme über den Kopf, und stellen Sie sich dabei auf die Zehenspitzen. Kehren Sie während des Ausatmens in die Ausgangsposition zurück, und wiederholen Sie dies zwei- bis dreimal.

RÜCKSTRECKUNG, KNIEND

1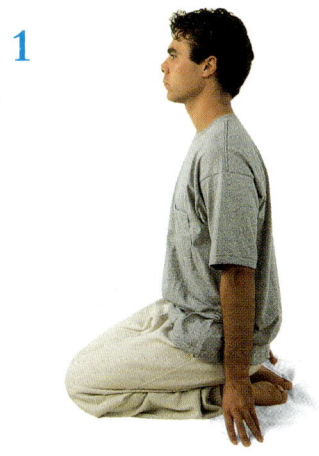

2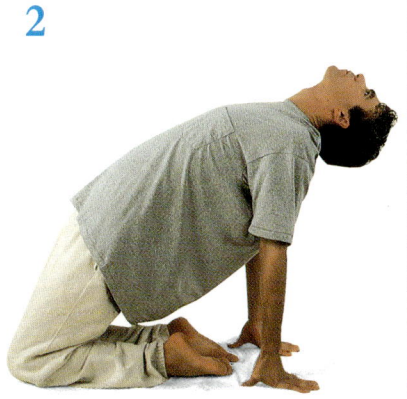

RÜCKSTRECKUNG, STEHEND

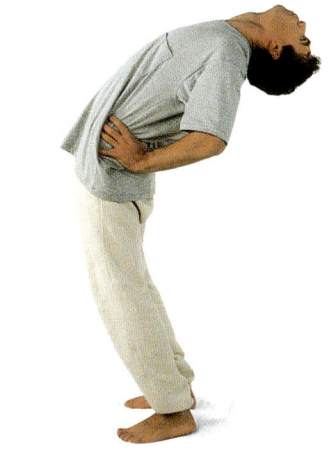

▲ Gehen Sie in den Fersensitz, die Arme hängen locker an den Seiten herab, und die Fingerspitzen berühren leicht den Boden.

▲ Beugen Sie den Rumpf während des Einatmen und kommen Sie während des Ausatmens wieder in die Ausgangsposition zurück.

▲ Stützen Sie die Hände in die Hüften. Atmen Sie ein und während der Rückbeugung wieder aus. **Nicht bei Rückenproblemen!**

BRUSTKORBDEHNUNG

1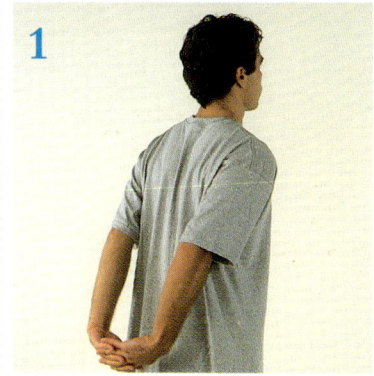

2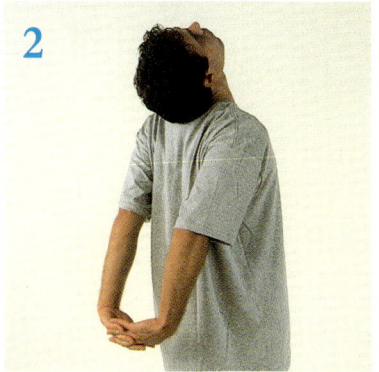

3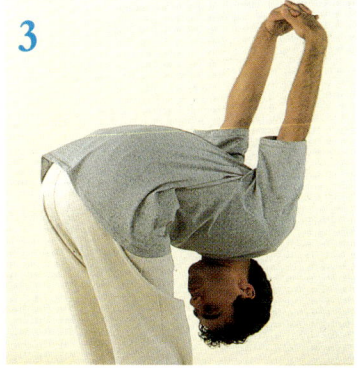

▲ Stehen Sie aufrecht mit hinter dem Rücken verschränkten Händen, die Handflächen nach oben.

▲ Versuchen Sie, während Sie sich etwas zurücklehnen, die Arme leicht zu heben.

▲ Beim Vorbeugen heben Sie die Arme hoch, richten sich wieder auf und wiederholen die Übung.

ÜBUNGEN FÜR SCHMERZENDE BEINE

Der moderne Arbeitsalltag bringt es mit sich, daß wir oft stundenlang in derselben Position verharren müssen, ohne uns dazwischen die Beine vertreten zu können. Die Folge sind schmerzende und müde Glieder. Dehnungsübungen helfen, müde Beine wieder munter und beweglich zu machen und Verspannungen in den Beinen und im Lendenwirbelbereich so gering wie möglich zu halten.

ALTERNIERENDE BEINDEHNUNG

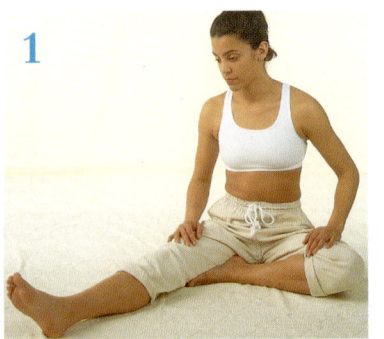

1

◄ Setzen Sie sich mit gestreckten Beinen auf den Boden, und ziehen Sie einen Fuß zum inneren Oberschenkel des anderen Beines.

▶ Beugen Sie den Oberkörper vor, und versuchen Sie, sich am gestreckten Bein so weit wie möglich nach vor zu ziehen.

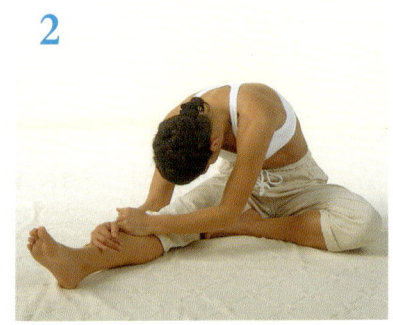

2

BEIDSEITIGE BEINDEHNUNG

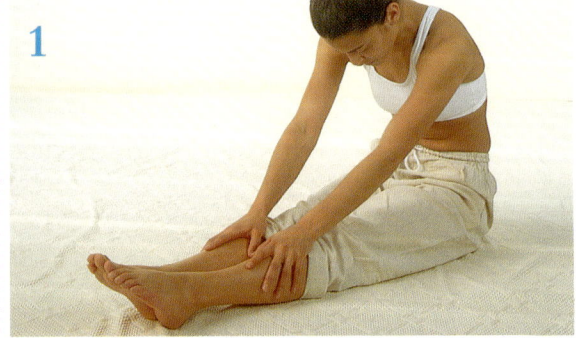

1

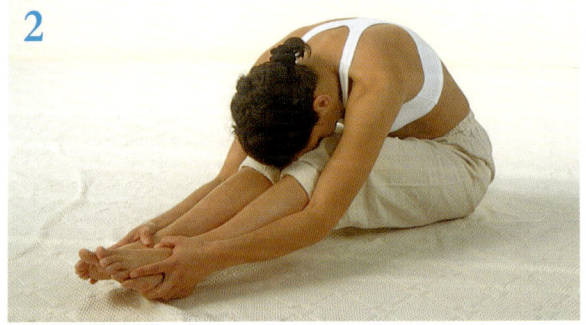

2

▲ Diese Übung ist eine Weiterführung der vorangegangenen. Setzen Sie sich mit gestreckten Beinen auf den Boden.

▲ Beugen Sie den Oberkörper nach vor, und halten Sie die Füße mit den Händen. Ziehen Sie den Oberkörper nach unten, und halten Sie die Dehnung.

SEITLICHES BEINHEBEN

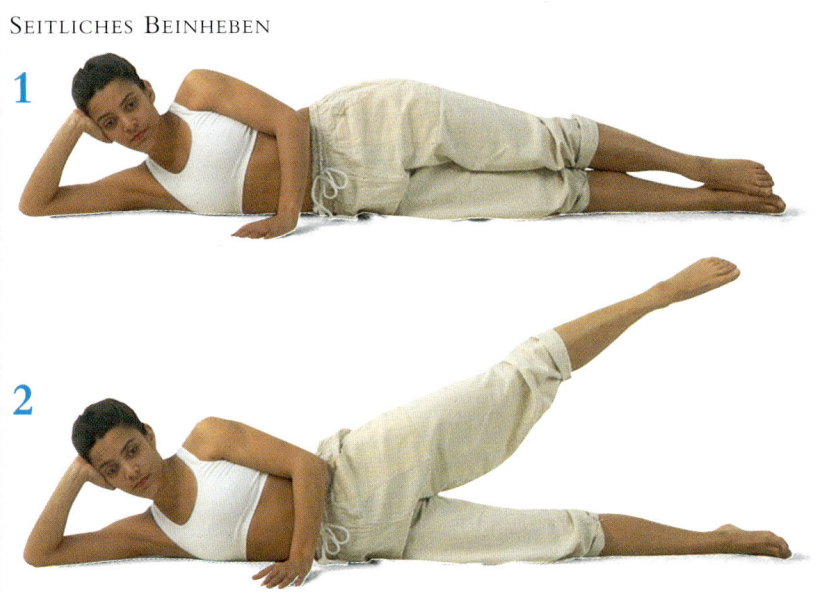

◄ Legen Sie sich auf die Seite, Beine und Oberkörper bilden eine Linie. Stützen Sie den Kopf mit einer Hand ab, und legen Sie die andere Hand zur besseren Balance vor sich auf den Boden.

◄ Heben Sie das obere Bein nun so weit wie möglich, ohne dabei aber die Hüfte zu drehen. Halten Sie die Dehnung, und senken Sie das Bein wieder. Wiederholen Sie die Übung auch mit dem anderen Bein.

KATZENBUCKEL

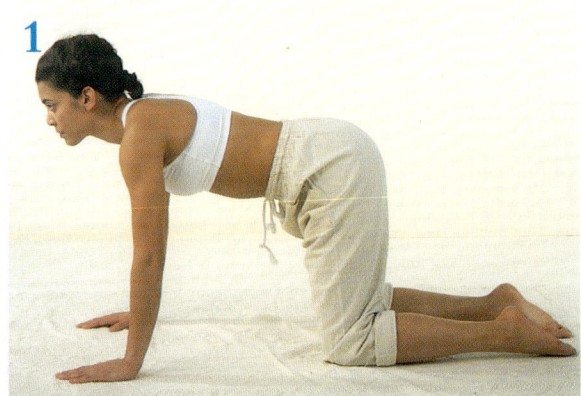

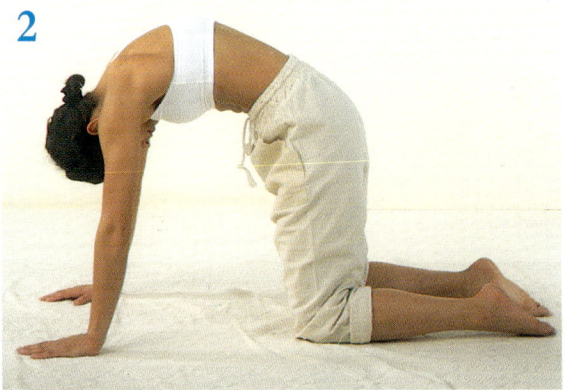

▲ Gehen Sie in die Bankstellung, Hände und Knie in Schulterbreite. Atmen Sie ein, und heben Sie dabei den Kopf.

▲ Atmen Sie aus, heben und krümmen Sie dabei den Rücken mit gesenktem Kopf. Halten Sie die Dehnung kurz, bevor Sie die Übung mehrmals wiederholen.

OBERSCHENKELDEHNUNG

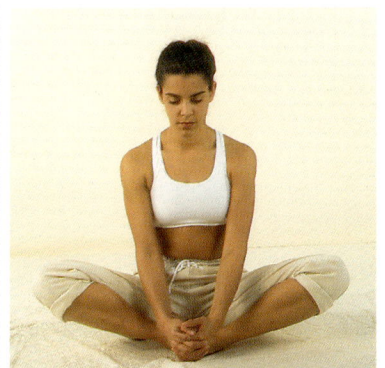

▲ Setzen Sie sich mit gespreizten Beinen auf den Boden. Legen Sie die Fußsohlen aneinander. Ziehen Sie die Fersen so nah wie möglich an Ihren Körper. Drücken Sie die Knie zum Boden, und halten Sie die Dehnung. Lassen Sie locker, und wiederholen Sie die Übung.

BEINKREUZEN

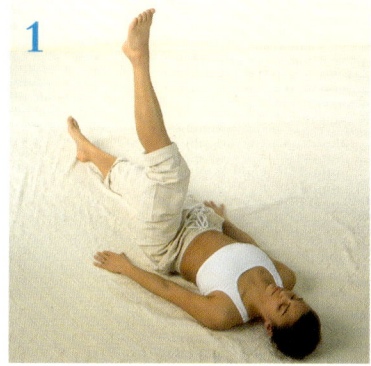

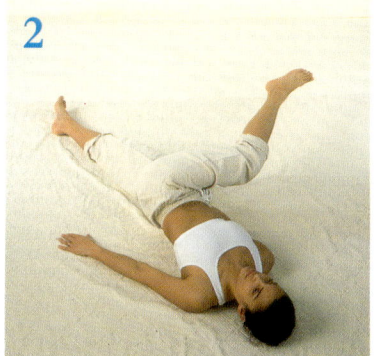

▲ Heben Sie aus der Rückenlage ein Bein in den rechten Winkel, und senken Sie es langsam zur gegenüberliegenden Seite ab, ohne das Becken vom Boden zu lösen.

▲ Legen Sie das Bein möglichst weit über die Hüfte. Kehren Sie langsam in die Ausgangsposition zurück, und wiederholen Sie dies mit dem anderen Bein.

▼ACHTUNG: Durch diese Übung wird eine Vielzahl an Muskeln gedehnt. Achten Sie aber darauf, sie nicht zu überdehnen.

BOGEN

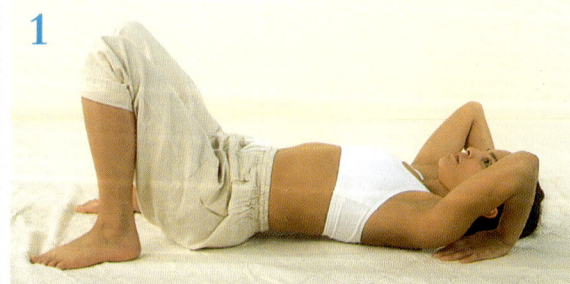

▲ Legen Sie sich mit angewinkelten Beinen auf den Rücken, die Füße in Hüftbreite am Boden. Die Hände sind hinter den Schultern auf dem Boden.

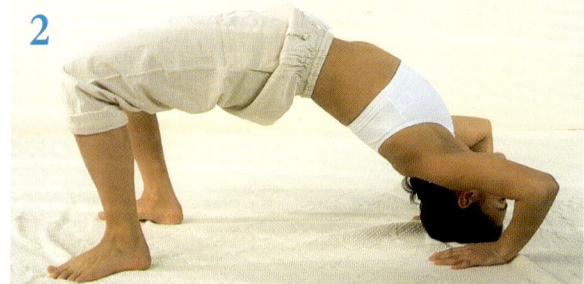

▲ Drücken Sie sich nun mit Händen und Füßen nach oben. Halten Sie die Dehnung kurz, und senken Sie den Rumpf dann langsam wieder ab.

LANGSAMES ZURÜCKLEGEN DES OBERKÖRPERS

1

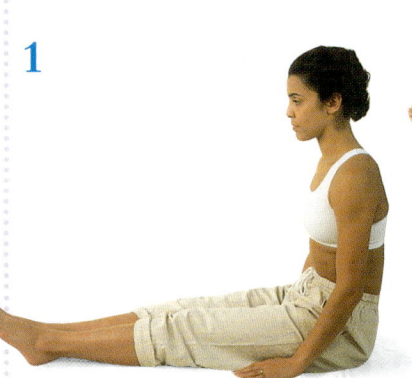

▲ Setzen Sie sich mit gestreckten Beinen auf den Boden.

2

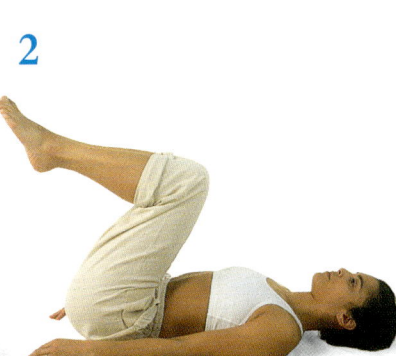

▲ Legen Sie sich langsam auf den Rücken und beugen Sie gleich-zeitig die Beine.

3

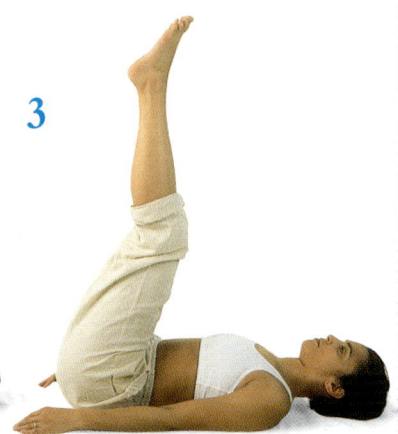

▲ Strecken Sie die Beine langsam aus, bis sie einen rechten Winkel mit dem Oberkörper bilden.

4

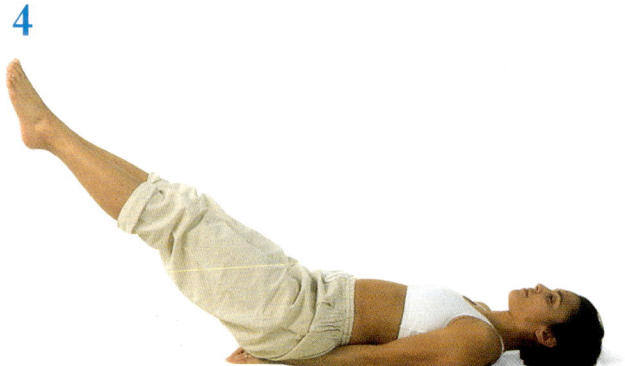

▲ Senken Sie die gestreckten Beine langsam wieder ab.

5

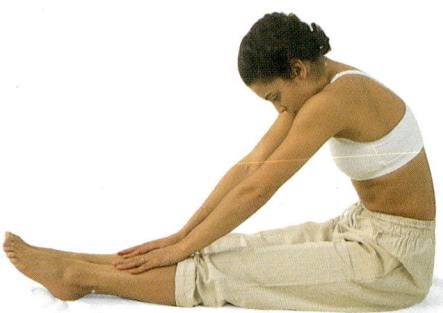

▲ Folgen Sie der Bewegung mit dem Oberkörper, und versuchen Sie, Ihre Beine weit vorne zu fassen. Kehren Sie langsam in die Ausgangsposition zurück.

ÜBUNGEN FÜR BESSEREN KREISLAUF

Wenn unsere Arme und Beine, sei es durch allgemeine Anspannung oder Überanstrengung, ermüden, kann die Kontraktion der Muskeln die Blutzufuhr zu den Gliedmaßen hemmen. Wodurch wiederum die Muskeln nicht genügend Sauerstoff und Nährstoffe erhalten und sich weiter verspannen. Ein oder zwei einfache Dehnungsübungen können die Blutzufuhr ankurbeln und verspannte und müde Glieder wieder frisch und munter machen.

DEHNUNG DER WADENMUSKULATUR

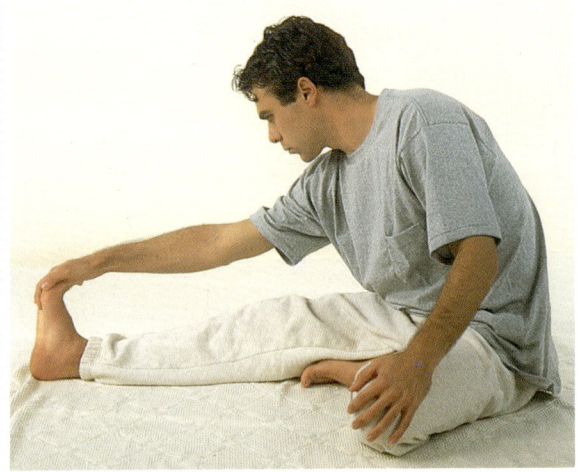

▲ Setzen Sie sich mit gestreckten Beinen auf den Boden. Ziehen Sie einen Fuß zum inneren Oberschenkel des anderen Beines hoch. Beugen Sie sich vor, und ziehen Sie Ihren Fuß mit der Hand vorsichtig zu sich. Wenn nötig können Sie das Bein leicht beugen. Wiederholen Sie beide Übungen beidseitig.

▶ Stehen Sie aufrecht, heben Sie ein Bein, fassen Sie es in der Kniekehle, und ziehen Sie es zur Brust. Dann lassen Sie es wieder los.

DEHNUNG DER OBERSCHENKELRÜCKSEITE

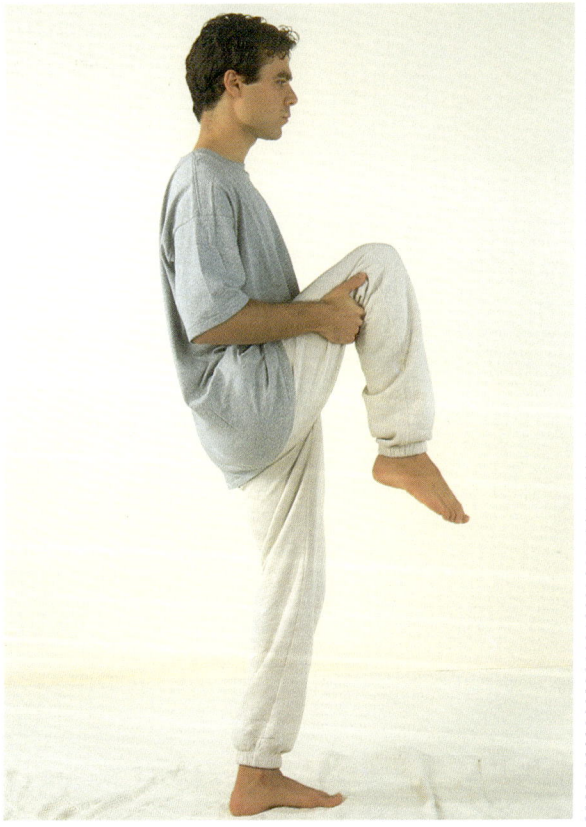

WADEN- UND VORFUSSÜBUNG

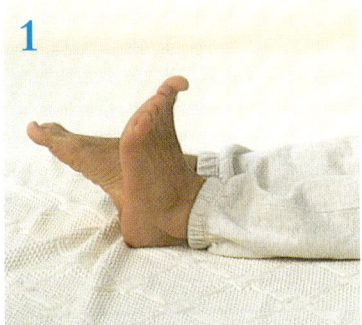

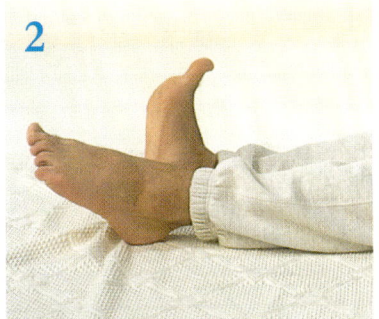

▲ Setzen Sie sich mit gestreckten Beinen auf den Boden, und beugen Sie abwechselnd den rechten und den linken Fuß.

▲ Während ein Fuß gebeugt ist, sollte der andere gestreckt sein, und umgekehrt.

FINGERDEHNEN

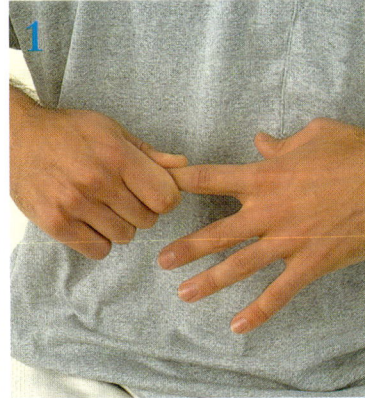

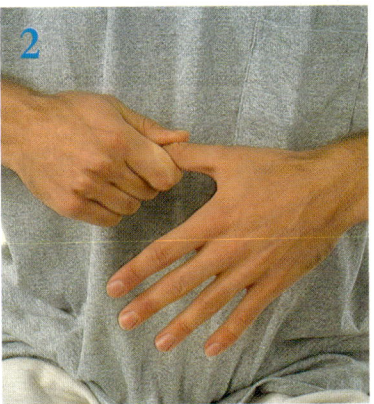

▲ Verspannungen der Handmuskeln können Sie mit folgender Übung lösen: Dehnen Sie die Sehnen, indem Sie leicht aber gleichmäßig an den Fingern ziehen.

▲ Wiederholen Sie diese Übung bei jedem Finger beider Hände.

OBERSCHENKELDEHNUNG

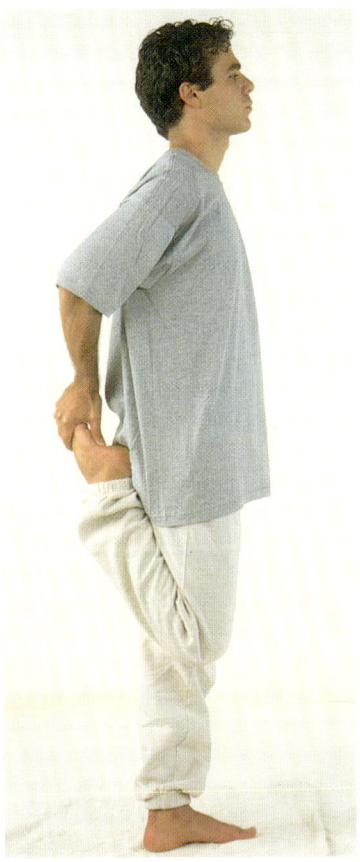

▲ Dehnen Sie den Oberschenkelmuskel, den Quadrizeps, indem Sie auf einem Bein stehen und die Ferse des anderen Beines zum Gesäß ziehen. Halten Sie die Dehnung, lassen Sie wieder los, und wiederholen Sie die Übung mit dem anderen Bein.

BELEBENDE DEHNUNGSMASSAGE

Eine der angenehmsten Methoden, müde und verspannte Muskeln nach einem langen Arbeitstag wieder zu neuem Leben zu erwecken, ist eine Dehnungsmassage. Dabei werden Ihre Muskeln durch einen Partner gedehnt, wodurch tiefsitzende Verspannungen gelöst werden und der Körper wieder erfrischt wird. Und das nächste Mal gönnen Sie Ihrem Partner eine Dehnungsmassage.

KINN ZUR BRUST

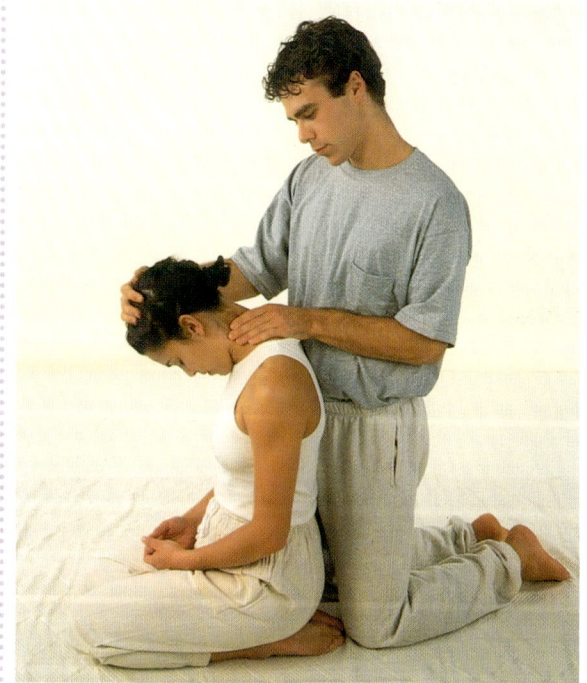

▲ Knien Sie sich hinter Ihren Partner, legen Sie eine Hand auf seinen Nacken, und stützen Sie mit der anderen den Kopf ab. Bitten Sie Ihren Partner nun, den Kopf gegen den Widerstand Ihrer Hand zu senken.

NACKENDEHNEN

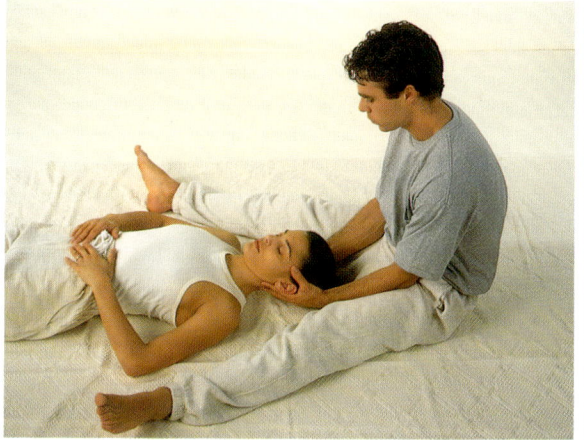

▲ Setzen Sie sich hinter Ihren am Rücken liegenden Partner und ziehen Sie seinen Kopf mit beiden Händen sanft zu sich heran.

ACHTUNG:
Überdehnen Sie den Nacken nicht bzw. unterlassen Sie die Übung bei allfälligen Halswirbelbeschwerden oder -verletzungen (in diesem Fall sollte ein Arzt zu Rate gezogen werden).

ARMDEHNEN

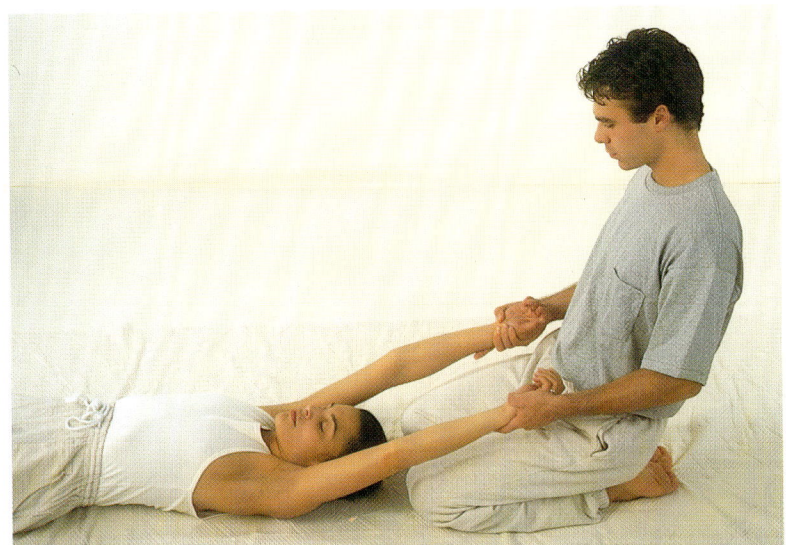

◀ Bitten Sie Ihren Partner, sich auf den Rücken zu legen. Umfassen Sie seine Handgelenke, ziehen Sie die Arme hinter seinen Kopf, und dehnen Sie sie mit leichtem, aber gleichmäßigem Zug, ohne dabei die Schultergelenke zu sehr zu belasten. Halten Sie die Dehnung kurz, und wiederholen Sie die Übung.

BEINDEHNEN

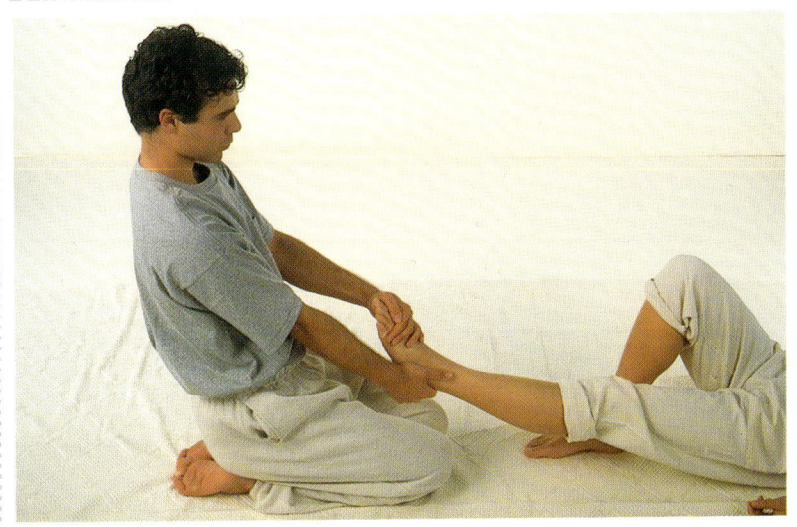

◀ Umfassen Sie schließlich den Fuß Ihres Partners, heben Sie das Bein, und dehnen Sie es durch leichten Zug zu sich. Halten Sie die Dehnung kurz, und wiederholen Sie die Übung beim anderen Bein.

BELEBUNGSÜBUNGEN MÜDER MUSKELN

Streß und Druck haben häufig chronische Müdigkeit und Erschöpfung zufolge. Wenn Sie das Gefühl haben, daß Ihr Gedächtnis und Ihre Konzentration Sie immer häufiger im Stich lassen, und Sie sich oft erschöpft und abgespannt fühlen, verhelfen Ihnen diese Übungen wieder zu neuer Energie.

SCHULTERSTAND

1

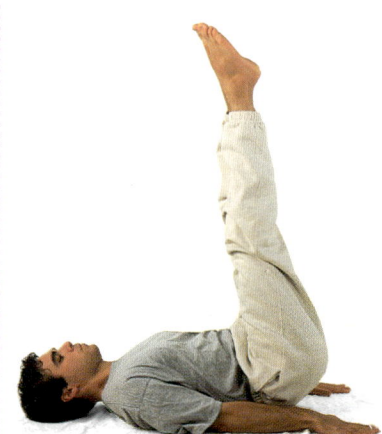

▲ Legen Sie sich mit gestreckten Beinen auf den Rücken, die Arme liegen seitlich neben dem Körper. Heben Sie Ihre Beine senkrecht nach oben, und führen Sie die Bewegung über Ihren Kopf fort, wobei Sie das Becken vom Boden heben.

2

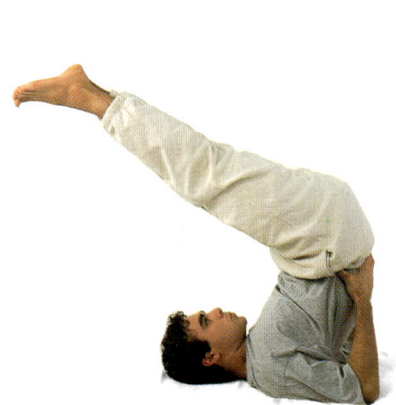

▲ Stützen Sie den Rücken mit den Händen ab, und bringen Sie Ihre Beine langsam in die Senkrechte.

3

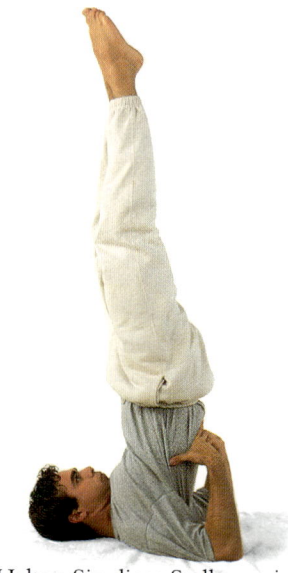

▲ Halten Sie diese Stellung einige Sekunden, und kehren Sie dann auf dem gleichen Weg wieder in die Ausgangsposition zurück.

ACHTUNG:
Bei Bluthochdruck oder Schilddrüsenüberfunktion sollten sämtliche Umkehrstellungen erst nach Rücksprache mit dem Arzt praktiziert werden.

FISCHHALTUNG

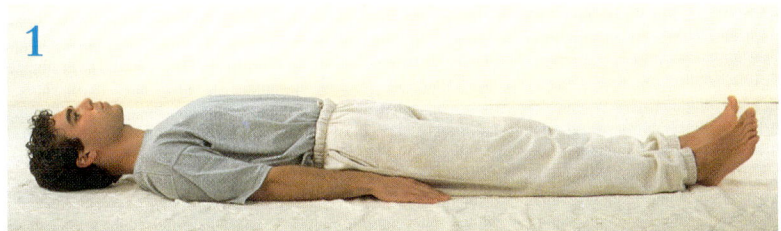

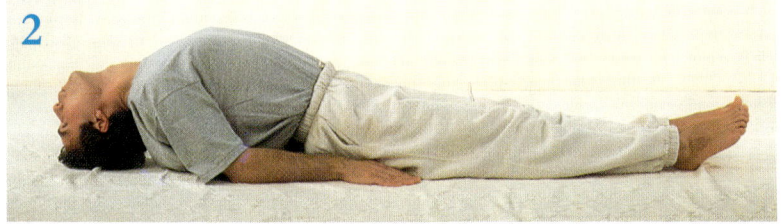

KOPF-KNIE-STELLUNG

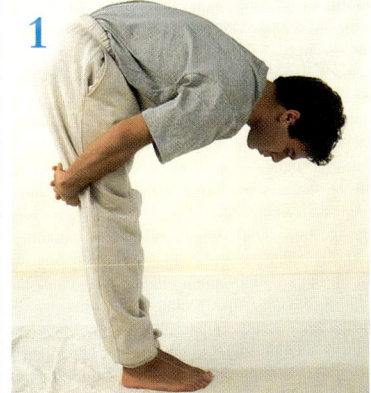

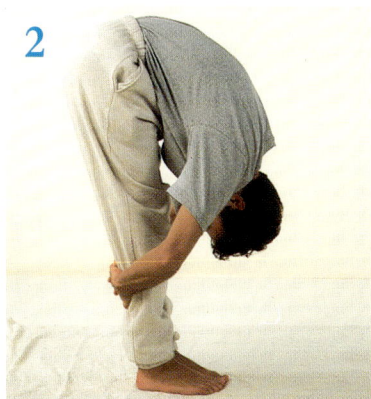

ACHTUNG: Unterlassen Sie diese Übung bei Problemen der Halswirbelsäule.

◀ Legen Sie sich auf den Rücken.

◀ Biegen Sie Ihren Rücken durch, bis der Scheitel des Kopfes auf dem Boden zu liegen kommt.

RÜCKSTRECKUNG, STEHEND

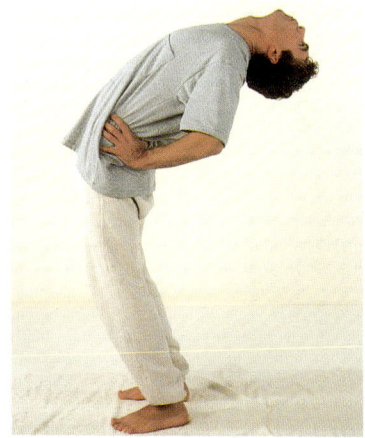

▲ Stehen Sie mit geschlossenen Beinen in aufrechter Haltung. Beugen Sie den Rumpf, und verschränken Sie die Hände hinter den Beinen.

▲ Ziehen Sie die Brust so weit wie möglich an die Oberschenkel, ohne die Muskeln zu überdehnen. Halten Sie die Dehnung kurz, dann richten Sie sich langsam auf.

▲ Stehen Sie hüftbreit, die Hände in die Hüften gestützt. Atmen Sie ein und, während Sie den Oberkörper nach hinten beugen, wieder aus. Dehnen Sie nur so weit wie angenehm, und unterlassen Sie die Übung bei Rückenproblemen.

RISHI-HALTUNG

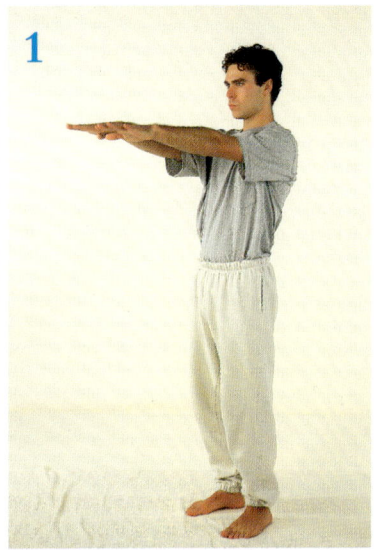

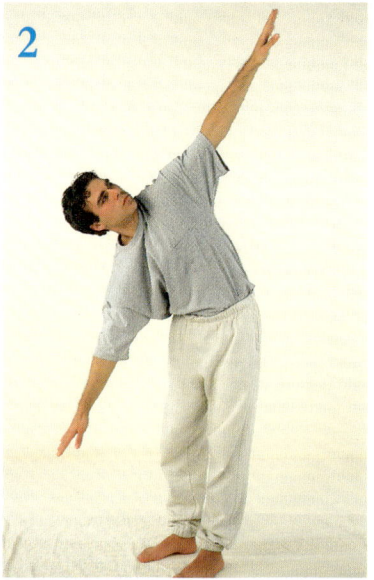

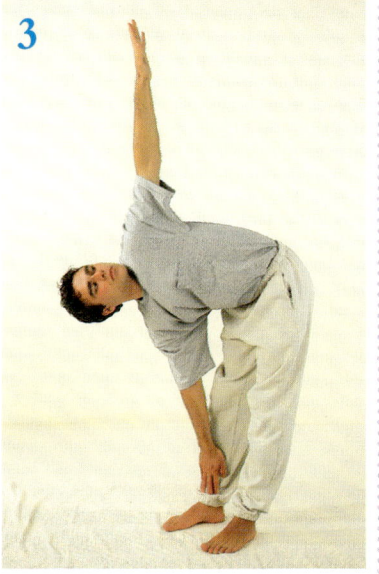

▲ Stehen Sie aufrecht, die Beine leicht gegrätscht und die Arme in Schulterhöhe nach vor gestreckt. Dann öffnen Sie die Arme.

▲ Beugen Sie den Oberkörper zur Seite, legen Sie die tiefere Hand an die Innenseite des Beines, und strecken Sie den anderen Arm nach oben.

▲ Folgen Sie ihm mit dem Blick, und halten Sie die Dehnung. Richten Sie sich langsam wieder auf, und wiederholen Sie die Übung zur anderen Seite.

ENTSPANNUNGSLAGERUNG AM RÜCKEN

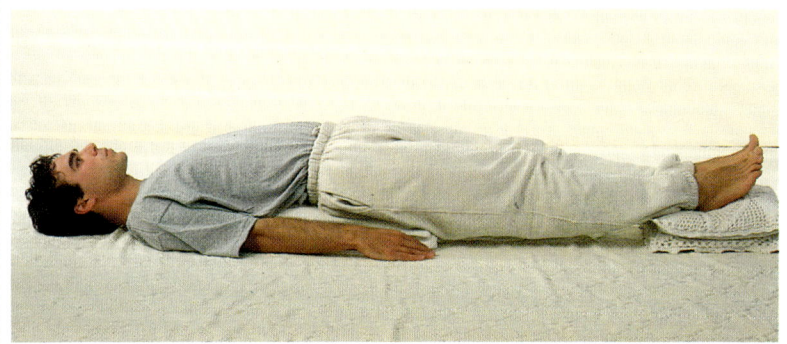

◀ Legen Sie sich flach auf den Rücken, und unterstützen Sie den Lendenwirbelbereich mit einem Kissen. Das Becken liegt dabei höher als der Kopf. Entspannen Sie sich. Wenn Sie anstatt des Kissens einen niedrigen Schemel verwenden, wird die Blutzufuhr zum Gehirn noch stärker. Der Rücken sollte dabei aber nie schmerzen.

HUNDEHALTUNG

1

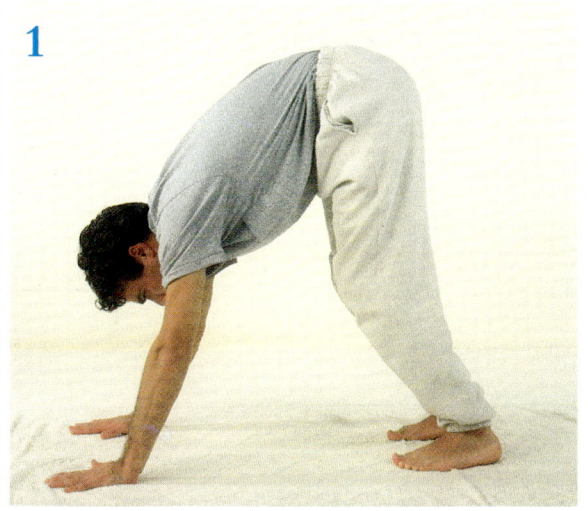

2

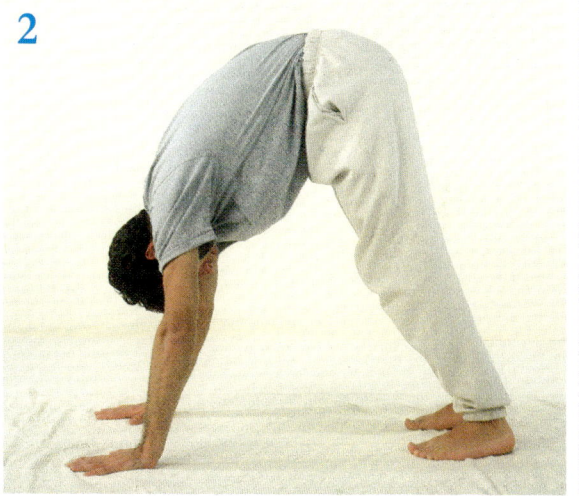

▲ Stehen Sie hüftbreit. Beugen Sie sich hinab, und legen Sie die Handflächen so weit wie möglich von den Füßen entfernt auf den Boden.

▲ Versuchen Sie nun, Ihre Beine mit den Fersen am Boden durchzustrecken. Halten Sie die Dehnung kurz, und wiederholen Sie dann die Übung,

KINDHALTUNG

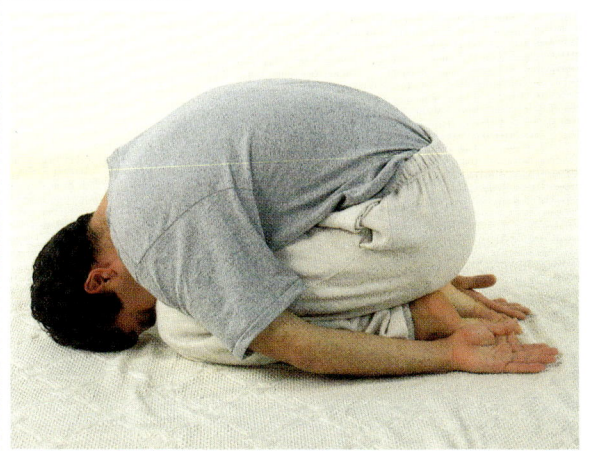

◀ Gehen Sie schließlich in den Fersensitz, beugen Sie sich vor, bis der Kopf auf dem Boden liegt. Die Arme liegen seitlich neben dem Körper. Diese Übung ist optimal nach allen Anspannungen des Rückens.

> ACHTUNG:
> Bei etwaigen Rückenverletzungen sollten diese Dehnungsübungen erst nach Rücksprache mit dem Arzt praktiziert werden. Hören Sie sofort auf, wenn Sie Schmerzen verspüren.

LÖSUNG VON BEKLEMMUNGEN

Jeder Mensch leidet gelegentlich unter Anspannung und Beklemmungen. Probleme ergeben sich erst, wenn diese Gefühle unser Leben zu bestimmen beginnen. Dieses Buch bietet Anleitungen zu Yoga- und Dehnungsübungen, die dazu dienen, Muskelverspannungen zu lösen, was sich auch positiv auf unseren Geist auswirkt. Regelmäßig angewendet, können diese Übungen helfen, mit den Auswirkungen von Streß besser fertig zu werden. Yoga ist aber nicht nur ein System von Übungen, sondern eine Lebensphilosophie, und ein wichtiger Teilaspekt von Yoga ist Meditation. Die Kunst der Meditation kennt verschiedene Ansätze, von Visualisation bis hin zu Mantras. Welcher Ansatz auch immer Ihnen am zweckmäßigsten erscheint, die folgenden Übungen sollen erste Denkanstöße vermitteln.

DER LOTUSSITZ
Der Lotussitz ist eine entspannte und stabile Meditationshaltung. Der halbe Lotussitz ist die einfachere Variante.

1
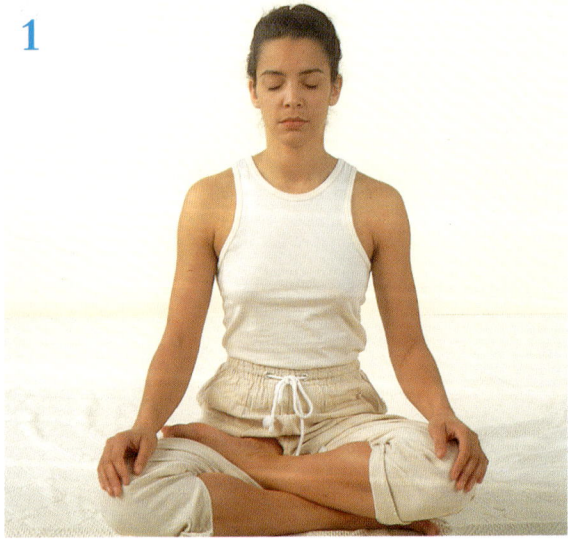

2
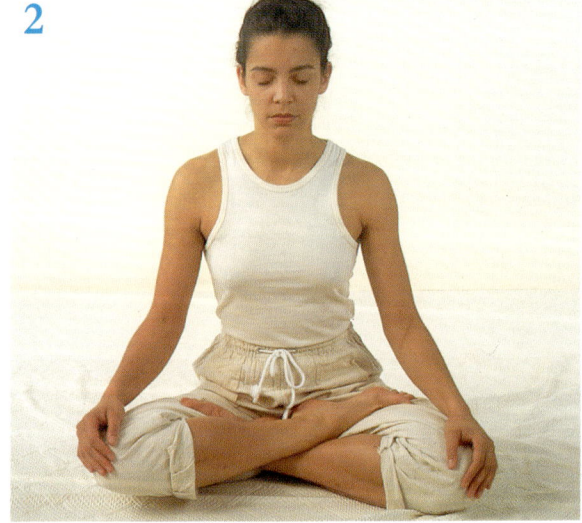

▲ Setzen Sie sich mit gekreuzten Beinen auf den Boden, und ziehen Sie einen Fuß auf den gegenüberliegenden Oberschenkel. Halten Sie den Rücken gerade, damit der Körper nicht angespannt ist.

▲ Beim vollen Lotussitz wird erst der eine und dann der andere Fuß auf den gegenüberliegenden Oberschenkel gezogen. Halten Sie diese Position, solange sie angenehm ist.

WECHSELATMUNG

Eine regelmäßige und ruhige Atmung wirkt sowohl entspannend als auch konzentrationsfördernd.

1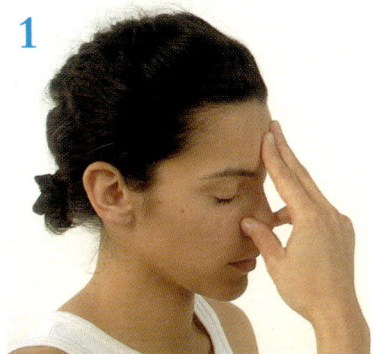

2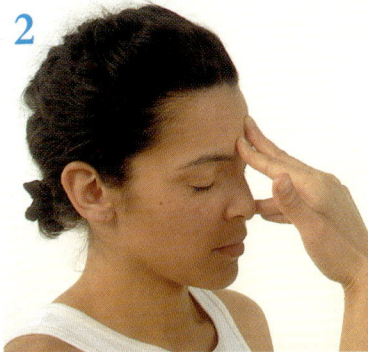

3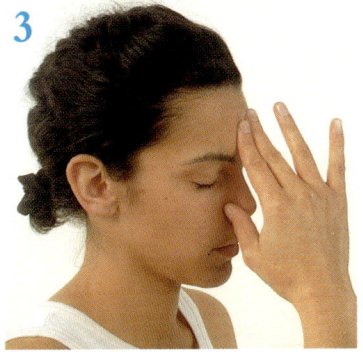

▲ Legen Sie Zeige- und Mittelfinger einer Hand auf die Stirn und den Daumen sowie den Ringfinger an die Nasenflügel.

▲ Nehmen Sie den Daumen vom Nasenflügel, und atmen Sie ein. Legen Sie den Daumen wieder zurück, nehmen Sie den Ringfinger weg, und atmen Sie aus.

▲ Atmen Sie dort wieder ein, dann schließen Sie diesen Nasenflügel und atmen auf der anderen Seite aus. Atmen Sie so mehrmals langsam und ruhig.

ENERGIE SAMMELN

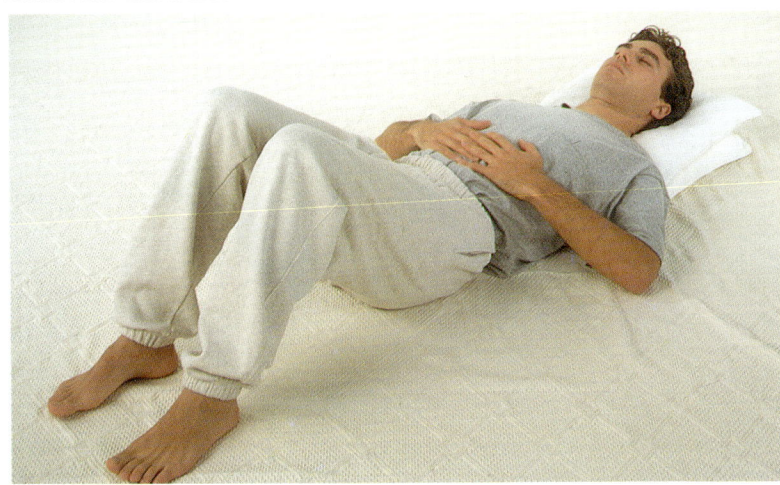

◀ Ein Fokussieren des Geistes kann zu tiefer Entspannung verhelfen. Legen Sie sich auf den Rücken, und machen Sie sich allfällige Verspannungen bewußt. Legen Sie Ihre Hände auf die verspannten Körperteile, und stellen Sie sich vor, wie ein Gefühl der Entspannung durch Ihre Hände in die jeweiligen Körperteile fließt. Wiederholen Sie dies bei allen verspannten Stellen.

DEHNUNGSÜBUNGEN: BAUCHMUSKELN

Die Bauchmuskulatur ist besonders anfällig für Verspannungen. Unterdrückte Gefühle und Regungen liegen uns oft wie ein Stein im Magen. Und Muskelverspannungen beeinträchtigen auch häufig unsere Beweglichkeit. Aber schon einige wenige Übungen helfen, Verspannungen und Steifheit zu lösen.

OBERKÖRPER-SEITBEUGE

1

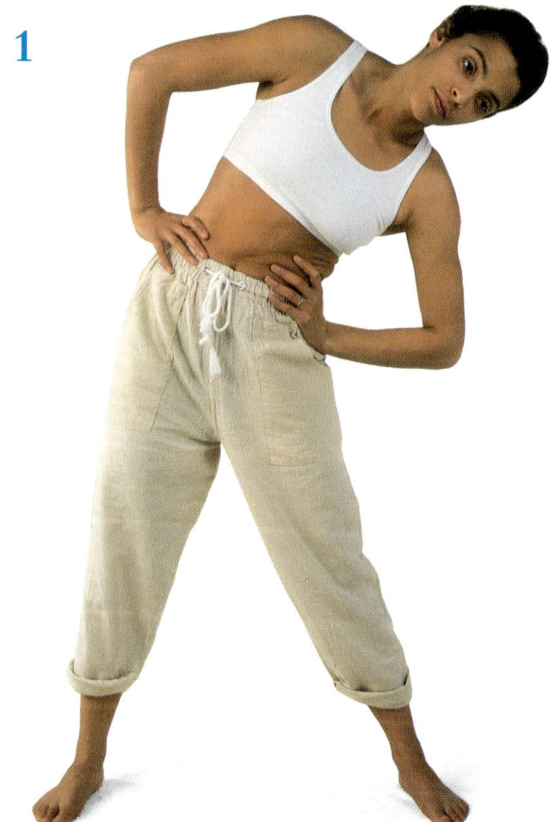

2

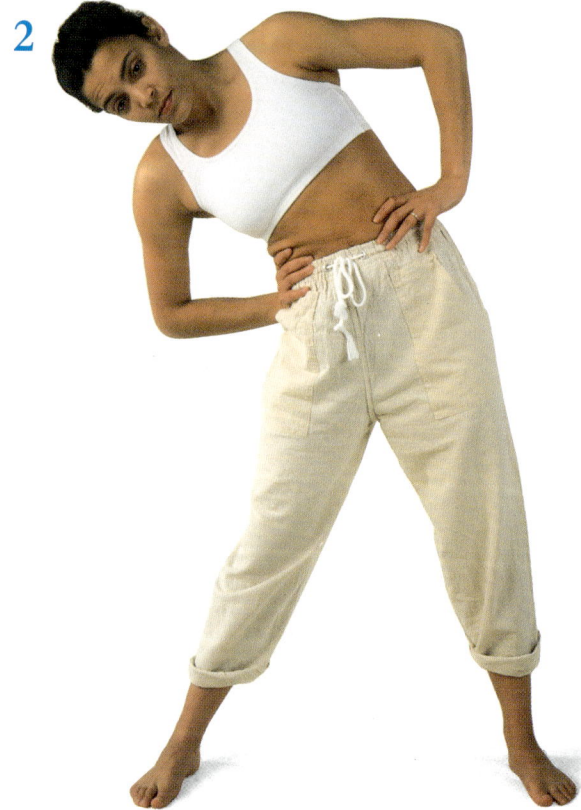

▲ Stehen Sie breitbeinig, die Hände in den Hüften. Beugen Sie sich ohne Beckendrehung zur Seite.

▲ Richten Sie sich langsam auf, und beugen Sie sich zur anderen Seite. Wiederholen Sie dies mehrmals.

RUMPFKEISEN

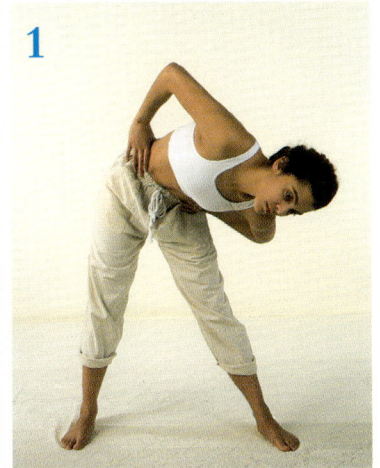

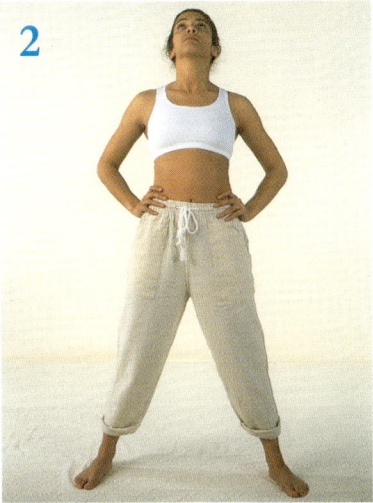

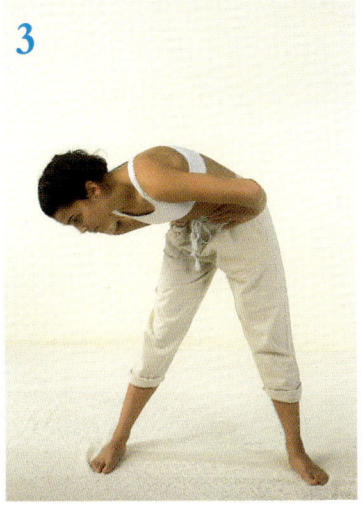

▲ Stehen Sie breitbeinig, die Hände in den Hüften. Kreisen Sie mit dem Oberkörper im Uhrzeigersinn, ohne Bewegung der Hüften.

▲ Die Bewegung sollte sehr langsam sein und keinesfalls schmerzen.

▲ Wiederholen Sie die Übung in der entgegengesetzten Richtung.

BAUCHBEWEGUNGEN

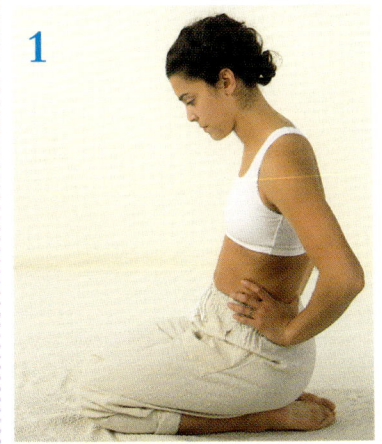

◀ Nehmen Sie Schneider- oder Fersensitz ein. Stützen Sie die Hände in die Taille oder auf die Hüften. Atmen Sie ganz aus.

▶ Ziehen Sie den Bauch, ohne zu atmen, möglichst weit ein, und strecken Sie ihn dann ruckartig wieder heraus. Wiederholen Sie dies bis zu fünfmal, bevor Sie wieder Atem holen. Atmen Sie frei und entspannt, bevor Sie die Übung wiederholen.

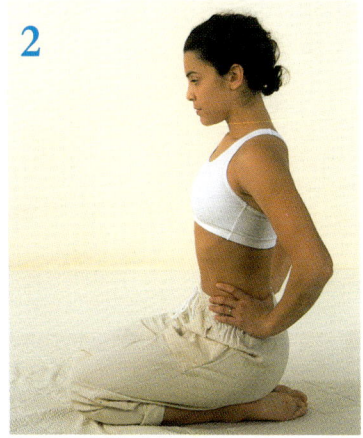

BEINKREUZEN

1

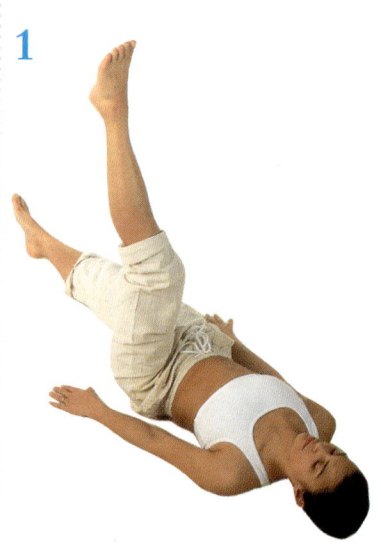

◀ Legen Sie sich gestreckt auf den Rücken. Heben Sie ein Bein in den rechten Winkel. Senken Sie es langsam seitlich über den Körper ab, ohne das Becken zu heben.

▶ Legen Sie das Bein so weit wie möglich über die gegenüberliegende Hüfte. Kommen Sie langsam wieder in die Ausgangsposition zurück, und wiederholen Sie die Übung mit dem anderen Bein.

2

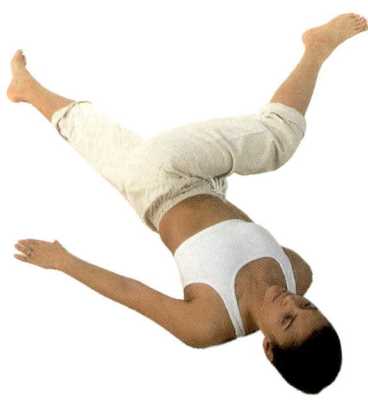

LIEGENDE RUMPFDREHUNGEN

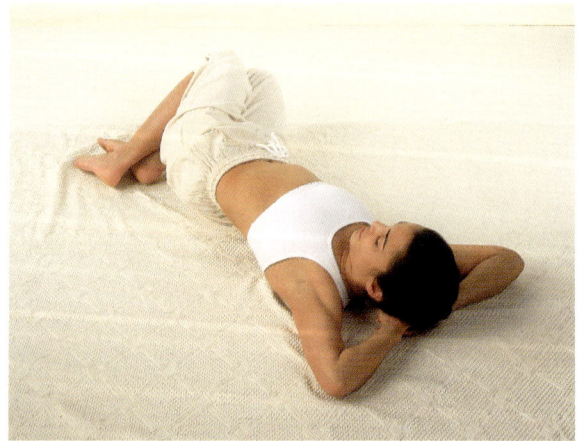

▲ Legen Sie sich auf den Rücken, die Hände unter dem Kopf, die Beine geschlossen und angewinkelt.

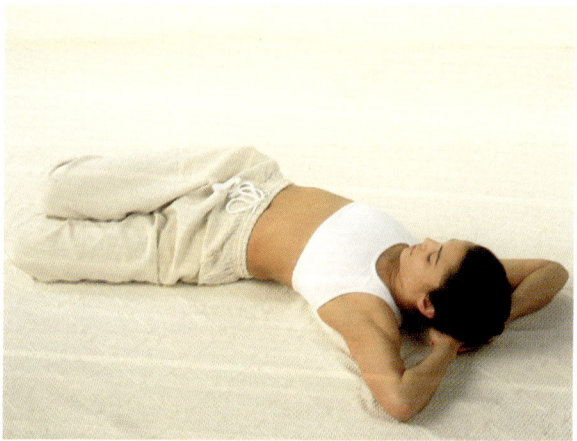

▲ Rollen Sie die Beine von rechts nach links und wieder zurück, ohne den Rücken vom Boden zu lösen.

LANGSAMES ZURÜCKLEGEN DES OBERKÖRPERS

1

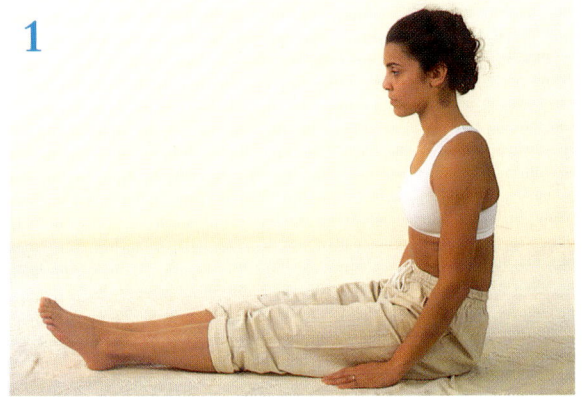

▲ Setzen Sie sich mit gestreckten Beinen auf den Boden.

2

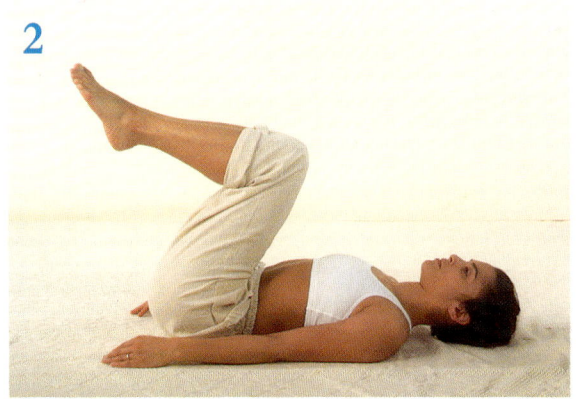

▲ Legen Sie sich langsam zurück. Beugen Sie dabei die Beine, und heben Sie die Füße vom Boden.

3

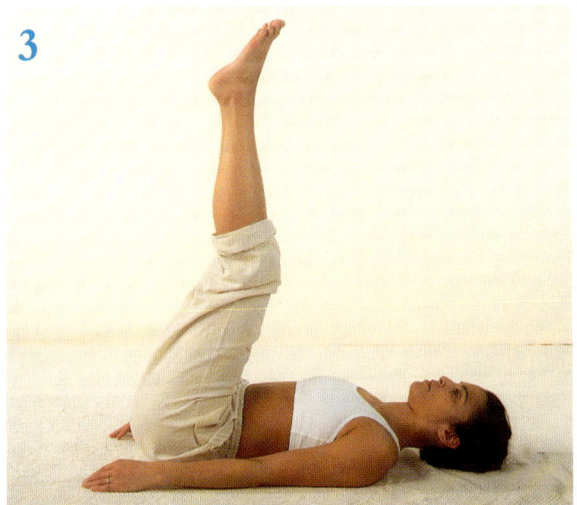

▲ Strecken Sie die Beine aus bis fast in den rechten Winkel zum Oberkörper. Halten Sie die Stellung kurz, und senken Sie die Beine langsam ab.

4

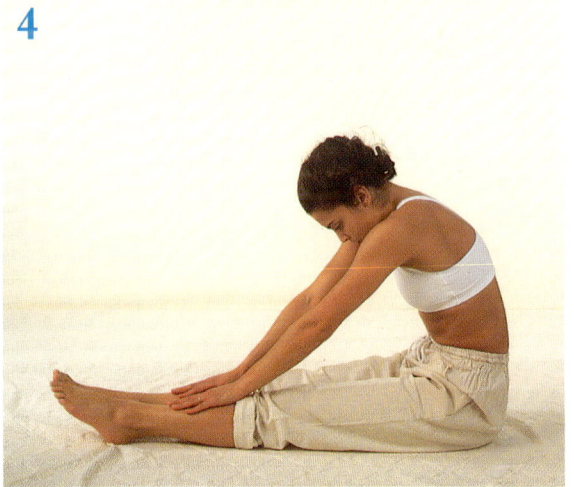

▲ Folgen Sie der Bewegung mit dem Oberkörper, und fassen Sie Ihre Beine möglichst weit vorne. Kehren Sie langsam in die Ausgangsposition zurück.

ARBEITSBEDINGTE VERSPANNUNGEN

Menschen, die „sitzende" Berufe ausüben, leiden sehr häufig an steifen und schmerzenden Gliedern. Mit zunehmender Erschöpfung wird die Körperhaltung gekrümmter und Schultern und Nacken verspannter. Viele Bürosessel sind nicht gerade förderlich für eine gute Körperhaltung, und stundenlanges Arbeit am Computer belastet unsere Nacken- und Rückenmuskulatur ungemein. Regelmäßige Arbeitsunterbrechungen sind daher sehr zu empfehlen. Stehen Sie auf, und vertreten Sie sich etwas die Beine, und lockern Sie Ihren Körper zwischendurch immer wieder mit ein paar Dehnungsübungen.

DEHNUNGSÜBUNG FÜR ARME UND RÜCKEN

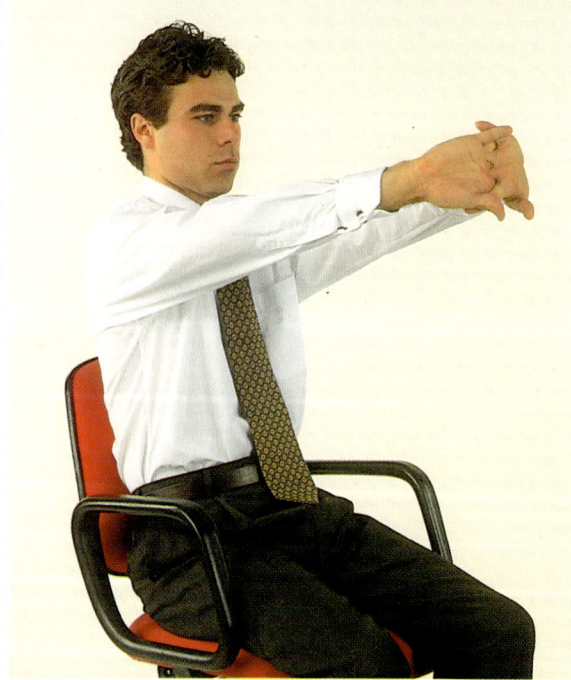

▲ Verschränken Sie die Finger ineinander, strecken Sie die Arme mit nach außen gedrehten Handflächen gerade nach vor, und halten Sie die Dehnung.

DEHNUNGSÜBUNG FÜR ARME UND BRUST

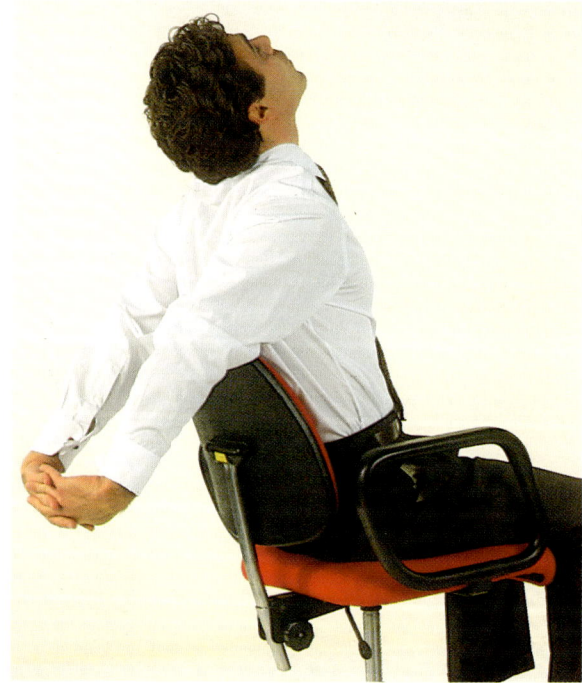

▲ Verschränken Sie die Hände hinter der Stuhllehne, und ziehen Sie sie leicht nach oben. Halten Sie die Dehnung kurz, und wiederholen Sie die Übung.

DEHNUNGSÜBUNG FÜR DEN UNTERARM

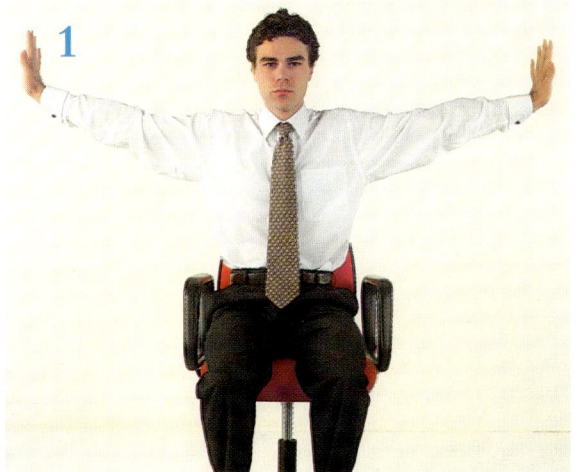

▲ Heben Sie Ihre Arme seitlich in Schulterhöhe, und strecken Sie sie so weit wie möglich nach außen.

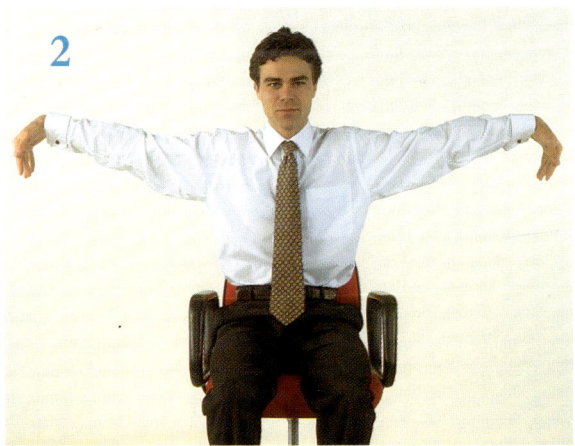

▲ Beugen Sie die Hände abwechselnd nach oben und unten, und achten Sie auf die Dehnung der Unterarmmuskulatur.

DEHNUNG FÜR RÜCKEN UND SCHULTERN

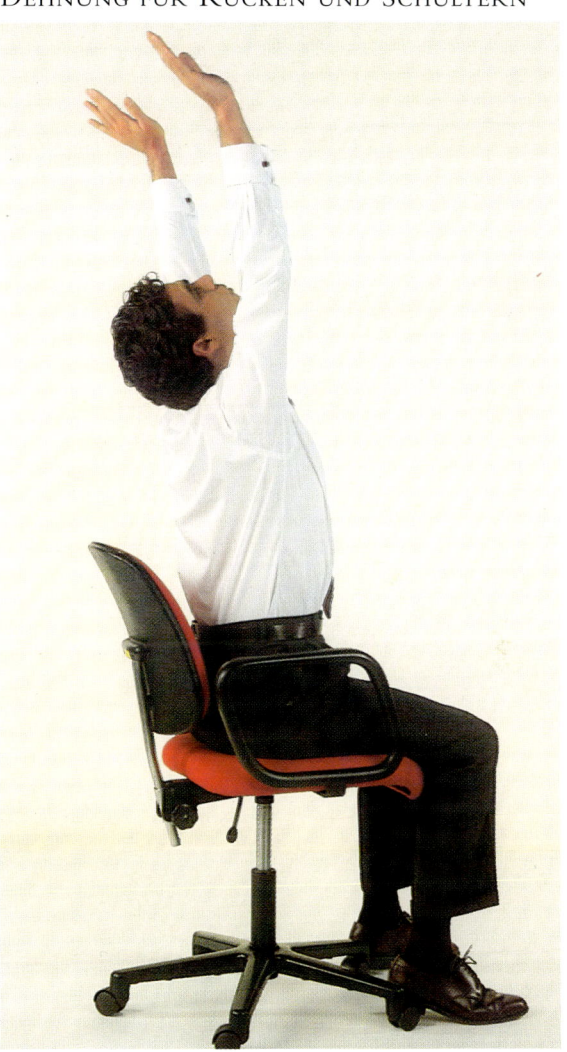

▲ Strecken Sie die Arme über den Kopf. Machen Sie beim Einatmen ein leichtes Hohlkreuz, und entspannen Sie beim Ausatmen. Wiederholen Sie dies mehrmals.

KREUZGRIFF

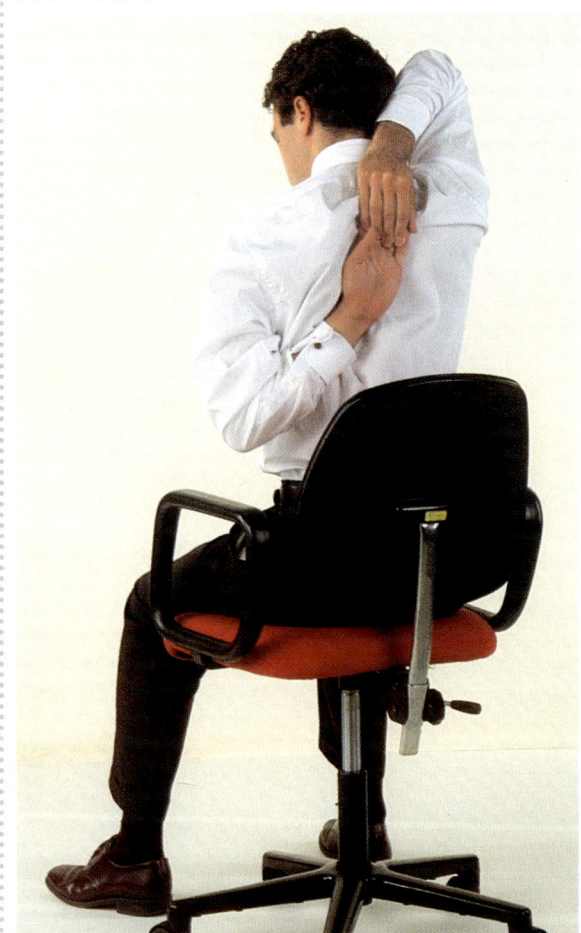

▲ Führen Sie einen Arm hinter den Rücken, und strecken Sie Hand und Unterarm aufwärts entlang der Wirbelsäule. Greifen Sie mit der anderen Hand über die Schulter, und versuchen Sie, die Finger der ersten Hand zu fassen. Halten Sie die Dehnung kurz, und wiederholen Sie die Übung auf der anderen Seite.

KATZENBUCKEL, SITZEND

1

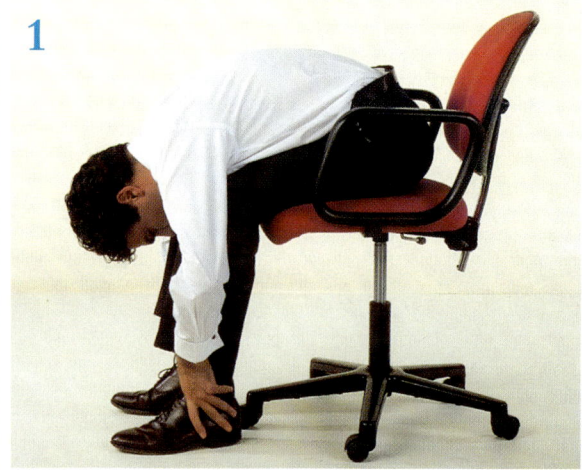

▲ Verschaffen Sie sich Platz, indem Sie mit dem Stuhl etwas vom Schreibtisch wegrücken. Beugen Sie den Oberkörper nach vor, und umfassen Sie Ihre Knöchel.

2

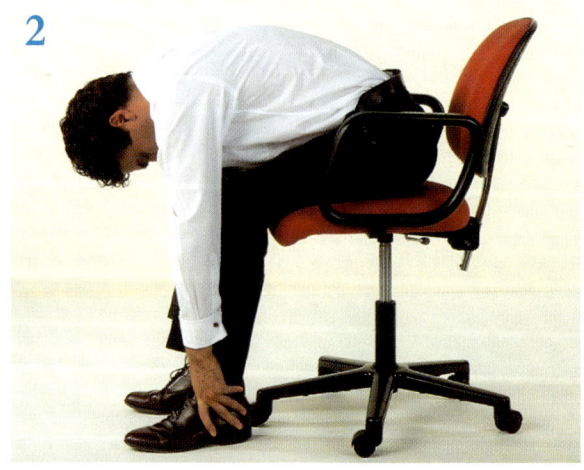

▲ Dehnen und lockern Sie abwechselnd den Rücken.

DEHNUNG DER WADENMUSKULATUR

1

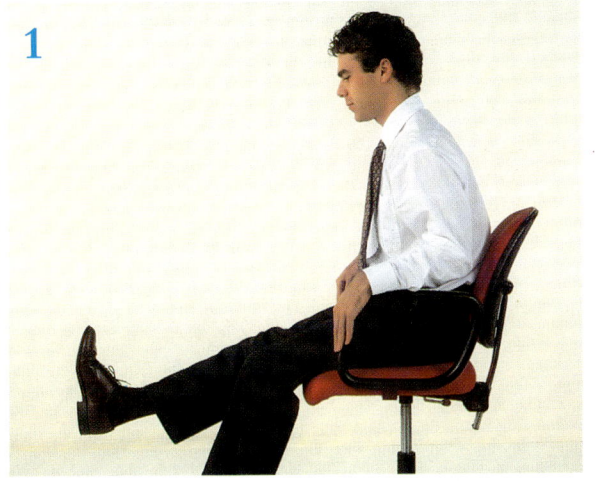

▲ Sitzen Sie aufrecht, und heben und strecken Sie abwechselnd das rechte und das linke Bein.

2

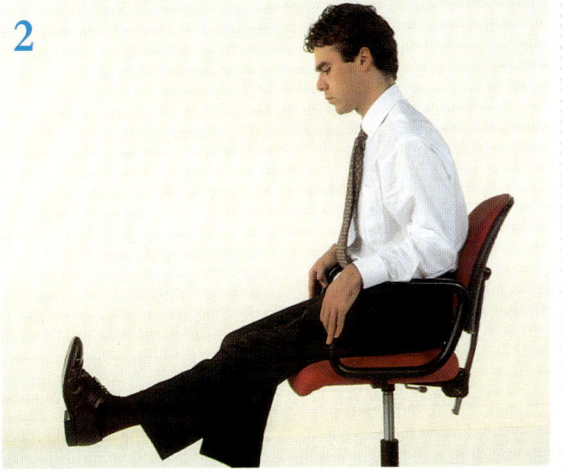

▲ Beugen und strecken Sie den Fuß, um die Wadenmuskeln zu dehnen. Wiederholen Sie dies mehrmals.

KOPFDREHUNG

1

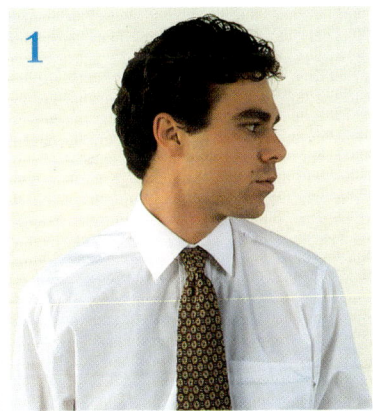

▲ Drehen Sie den Kopf langsam zur Seite, und spüren Sie dabei die Dehnung in den Halsmuskeln.

2

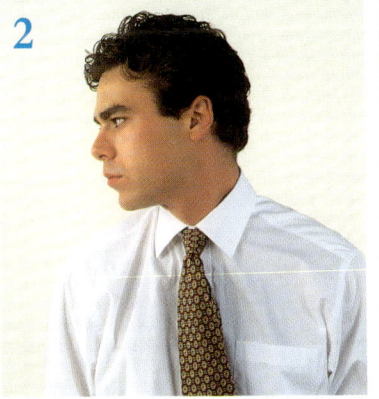

▲ Drehen Sie den Kopf zur anderen Seite, und wiederholen Sie die Übung mehrmals.

DEHNEN DER ARME

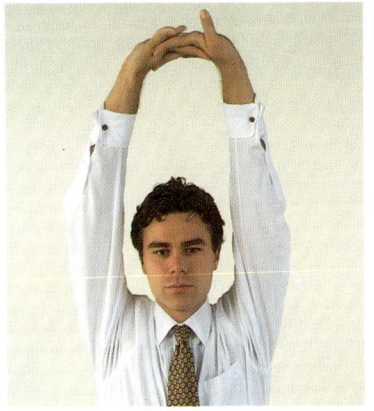

▲ Verschränken Sie die Finger ineinander, und strecken Sie die Arme möglichst weit nach oben.

DEHNUNGSÜBUNGEN ZUM AUFWACHEN

Fühlen Sie sich nach dem Aufwachen häufig etwas steif und vielleicht auch noch etwas verspannt von gestern? Ein paar Dehnungsübungen, die Blutkreislauf und Sauerstoffversorgung anregen – und Sie können dem neuen Morgen mit Frische und Vitalität ins Auge blicken.

ATMUNGSUNTERSTÜTZENDE KÖRPERDEHNUNG

1

2

3

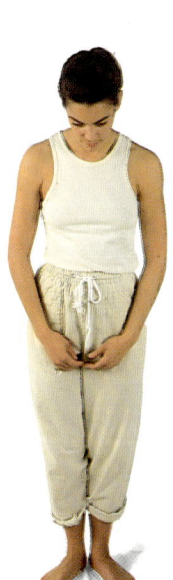

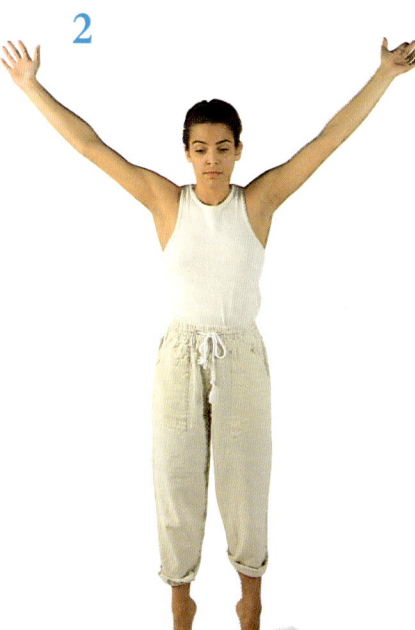

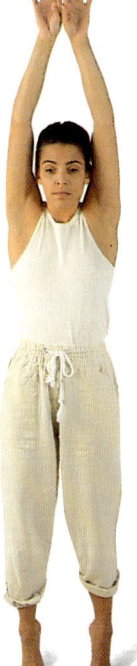

▲ Stehen Sie aufrecht, die Beine geschlossen, die Arme an den Seiten und den Kopf gebeugt.

▲ Atmen Sie langsam und tief ein, heben Sie Ihre Arme seitlich nach oben. Und auch der Kopf kommt dabei langsam hoch.

▲ Heben Sie die Arme über den Kopf, stellen Sie sich gleichzeitig auf die Zehenspitzen, und atmen Sie aus. Kehren Sie langsam in die Ausgangsposition zurück. Wiederholen Sie dies zwei- bis dreimal.

RUMPFBEUGE NACH VORNE UND HINTEN

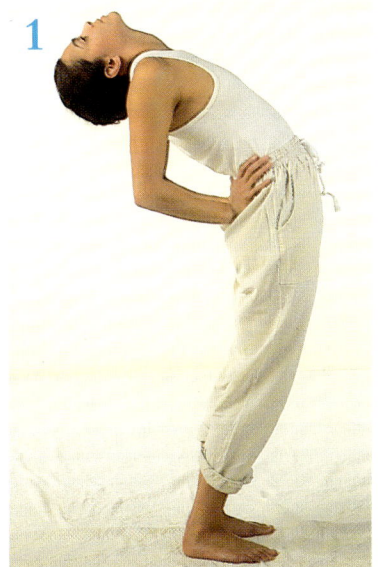

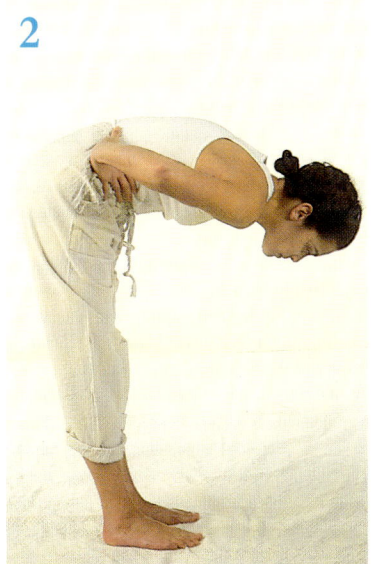

▲ Stehen Sie hüftbreit, die Hände in die Hüften gestützt. Atmen Sie ein, und beugen Sie Ihren Oberkörper dabei nach hinten.

▲ Atmen Sie aus, beugen Sie den Oberkörper dabei vor. Richten Sie sich auf, entspannen Sie sich, und wiederholen Sie die Übung.

GANZKÖRPERDREHUNG

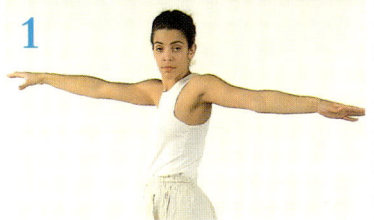

▲ Stehen Sie aufrecht, die Beine in Hüftbreite und die Arme in Schulterhöhe nach vor gestreckt.

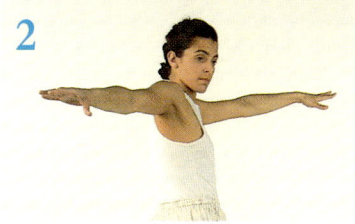

▲ Drehen Sie den Oberkörper in einer langsamen und flüssigen Bewegung erst zur einen und dann zur anderen Seite.

KATZENBUCKEL

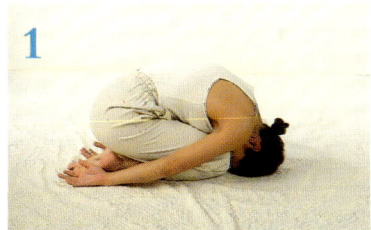

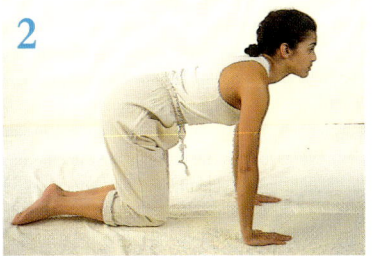

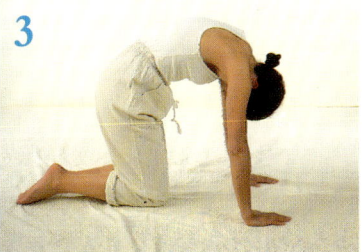

▲ Gehen Sie in den Fersensitz, beugen Sie den Oberkörper vor, bis der Kopf auf dem Boden liegt.

▲ Gehen Sie in die Bankstellung. Atmen Sie ein, und machen Sie dabei ein leichtes Hohlkreuz.

▲ Beim Ausatmen krümmen Sie den Rücken, halten kurz die Position und wiederholen die Übung.

DEHNUNGSÜBUNGEN FÜR REISENDE

Wenn Sie in Ihrem Beruf sehr viel reisen müssen – sei es mit dem Auto, der Eisenbahn oder dem Flugzeug –, wird Ihnen das Gefühl einer gewissen Steifheit und Ungelenkigkeit, das sich am Ende eines langen Tages breit macht, nicht unbekannt sein. Reisen kann sowohl für Körper als auch Geist eine Belastung darstellen. Wenn die Reise mehrere Stunden dauert, sollten Sie immer wieder kurze Pausen einlegen. Und auch ein paar Dehnungsübungen während oder nach der Reise können aufkommenden Verspannungen entgegenwirken und neue Frische und Energie bringen.

OBERKÖRPER-SEITBEUGE

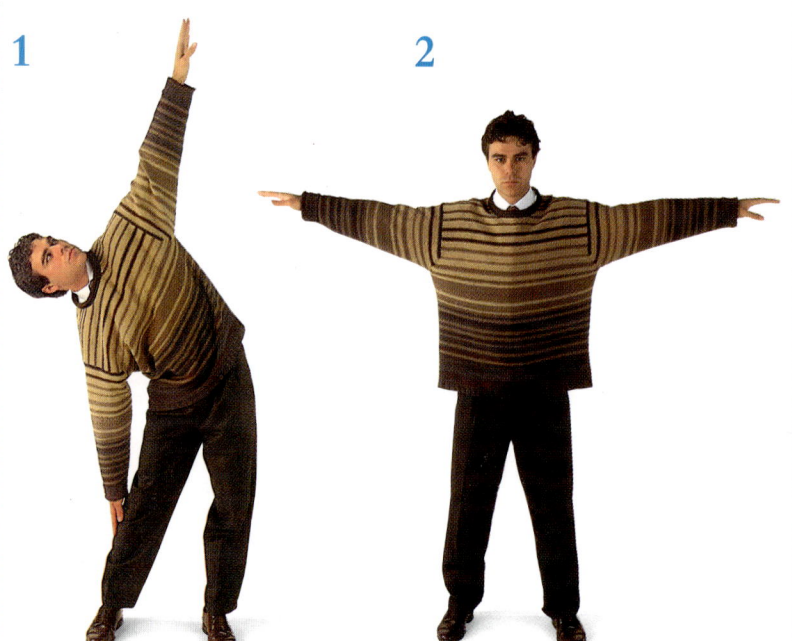

1

2

▲ Die Beine sind in Hüftbreite und die Arme seitlich ausgestreckt. Beugen Sie den Oberkörper ohne Körperdrehung zur Seite.

▲ Richten Sie sich langsam wieder auf, beugen Sie den Oberkörper zur anderen Seite, und kommen Sie wieder zur Mitte.

KNIESEHNENDEHNUNG

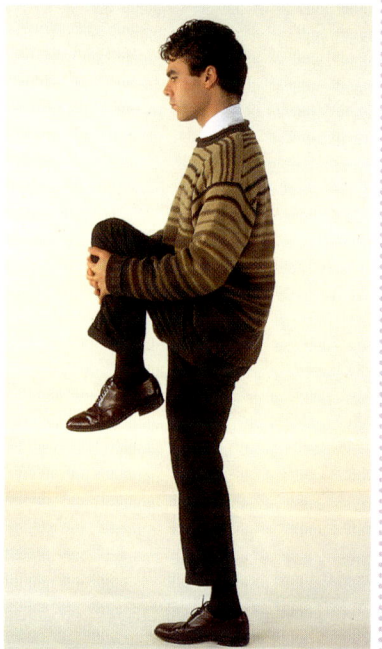

▲ Stehen Sie aufrecht, heben Sie ein Bein, umfassen das Knie und ziehen es zur Brust. Wiederholen Sie dies mit dem anderen Bein.

OBERSCHENKELDEHNUNG

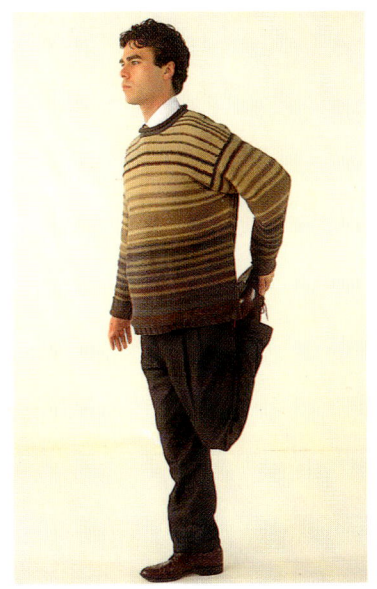

▲ Dehnen Sie den Oberschenkel, indem Sie die Ferse des Beines zum Gesäß ziehen. Halten Sie die Dehnung, und wiederholen Sie dies mit dem anderen Bein.

RUMPFBEUGE NACH VORNE UND HINTEN

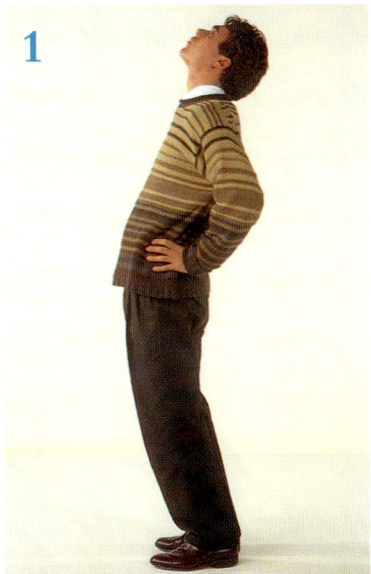

1

▲ Stehen Sie hüftbreit, die Hände in die Hüften gestützt. Atmen Sie ein, und beugen Sie Ihren Oberkörper dabei nach hinten.

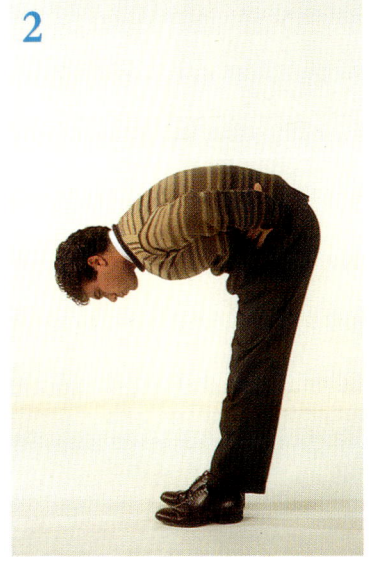

2

▲ Beim Ausatmen beugen Sie den Oberkörper nach vor. Nach dem Aufrichten wiederholen Sie die Übung. Halten Sie die Dehnung stets einige Sekunden.

RÜCKSTRECKUNG

▶ Stehen Sie hüftbreit, die Hände in die Hüften gestützt. Atmen Sie ein und, während Sie den Oberkörper nach hinten beugen, wieder aus. Dann richten Sie sich wieder auf und atmen dabei ein.

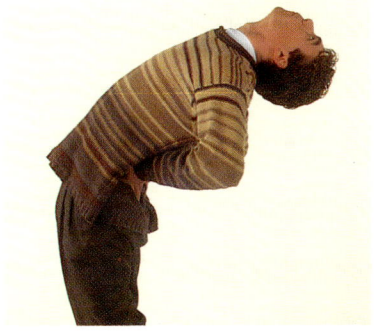

ACHTUNG:
Überdehnen Sie die Muskeln nicht, und unterlassen Sie diese Übungen bei Rückenproblemen. Nach längeren Reisen ist der Körper oft etwas steif, deshalb schütteln Sie die Muskeln erst gut aus.

Becken- und Hüftdehnungsübungen

Die Beckengegend mit den Geschlechtsorganen, der Blase und dem Dickdarm reagiert häufig emp-
findlicher als andere Körperregionen. Dehnungsübungen können durchaus positive Wirkung tun und
helfen, die Blutzufuhr zu diesen Organen zu regulieren. Durch die Form des Beckens kann es hier
leicht zu Blutansammlungen kommen, welchen man durch Dehnungsübungen entgegenwirken kann.
Die hier vorgeschlagenen Übungen helfen auch bei Menstruations- und Prostatabeschwerden.

Sit-ups

1

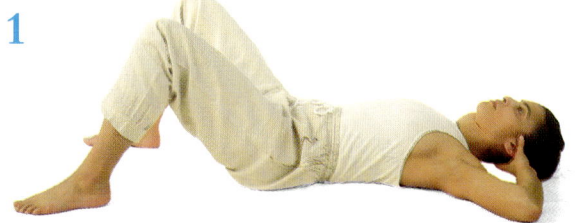

▲ In Rückenlage, Beine leicht gegrätscht und
gebeugt, Hände hinter dem Kopf, atmen Sie ein.

2

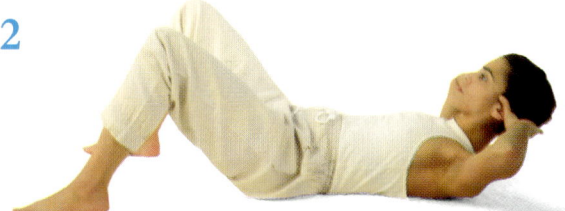

▲ Atmen Sie aus, ziehen Sie dabei den Oberkörper
möglichst weit nach vor, und halten Sie die Dehnung
kurz. Dann wiederholen Sie die Übung.

Schräge Sit-ups

1

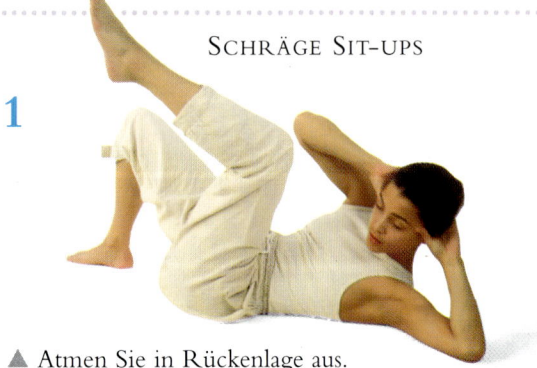

▲ Atmen Sie in Rückenlage aus.
Heben Sie den Oberkörper mit einer leichten Seit-
drehung. Ziehen Sie gleichzeitig ein Knie hoch bis es
fast den gegenüberliegenden Ellbogen berührt.

2

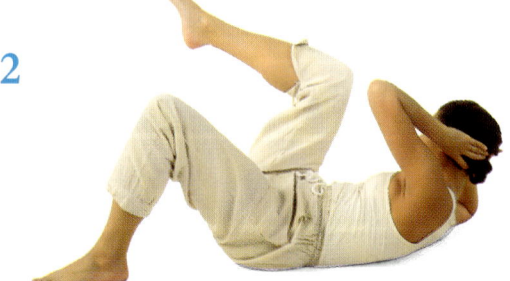

▲ Lösen Sie die Dehnung, und wiederholen Sie die
Übung zur anderen Seite.

EINFACHER DREHSITZ

1

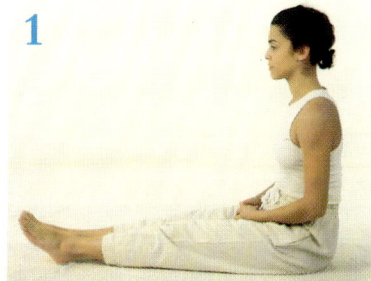

▲ Setzen Sie sich mit gestreckten Beinen auf den Boden.

2

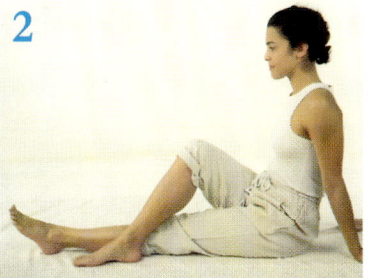

▲ Beugen Sie ein Bein, und stellen Sie den Fuß über das andere Bein.

3

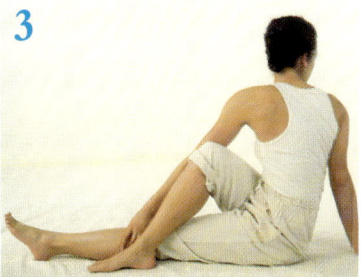

▲ Greifen Sie mit der gegenüberliegenden Hand hinter dem gebeugten Bein wie abgebildet nach dem ausgestreckten. Wiederholen Sie das auf der anderen Seite.

KNIE-/SCHENKELDEHNUNG

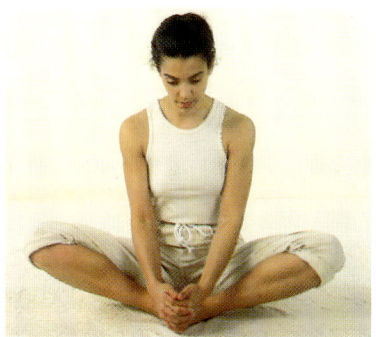

▲ Setzen Sie sich mit gespreizten Knien auf den Boden, und legen Sie die Fußsohlen aneinander. Ziehen Sie die Fersen so nah wie möglich an Ihren Körper ,und drücken Sie die Knie ein paarmal kräftig zum Boden.

SCHMETTERLING

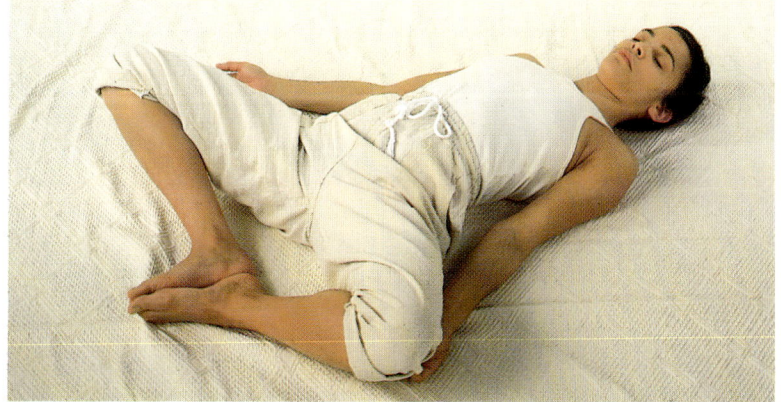

▲ Die Knie- und Schenkeldehnung kann auch im Liegen ausgeführt werden. Legen Sie sich mit gespreizten Knien auf den Rücken, die Fußsohlen aneinander, und lassen Sie die Knie zur Seite fallen. Halten Sie die Dehnung. Diese Übung eignet sich besonders für Schwangere und hilft auch bei manchen Prostataproblemen.

BECKENHEBEN

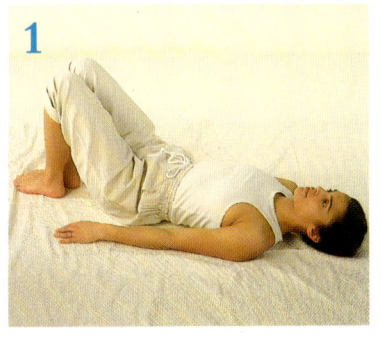

◀ Legen Sie sich mit angewinkelten Beinen auf den Rücken. Die Arme liegen seitlich am Körper, die Handflächen nach unten.

▶ Heben Sie Ihr Becken so weit wie möglich. Halten Sie die Dehnung, und senken Sie es dann langsam ab. Entspannen Sie, und wiederholen Sie die Übung.

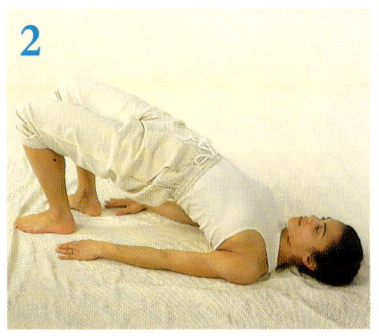

SCHULTERSTAND

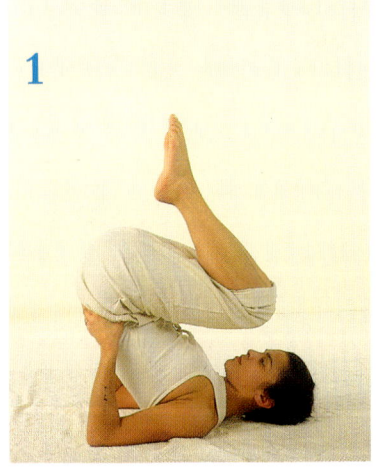

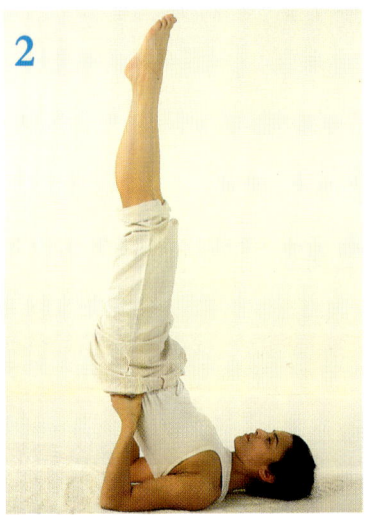

RÜCKENDEHNEN

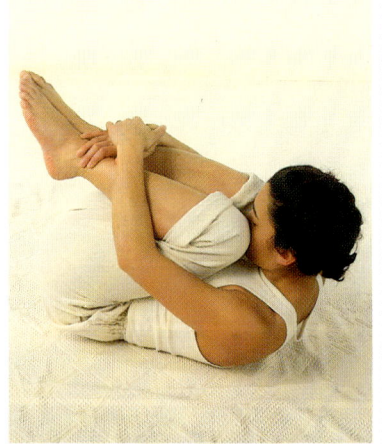

▲ Legen Sie sich mit gestreckten Beinen auf den Rücken. Heben Sie Ihre Beine senkrecht nach oben, winkeln Sie die Knie an, und heben Sie dabei das Becken vom Boden. Stützen Sie die Hüften mit den Händen ab.

▲ Bringen Sie Beine und Rücken langsam in die Senkrechte, ohne aber die Muskeln zu überdehnen. Halten Sie diese Position einige Sekunden, und kehren Sie dann wieder auf gleichem Wege in die Ausgangsposition zurück.

▲ Entspannen Sie schließlich die Wirbelsäule, indem Sie sich auf den Rücken legen, die Beine anziehen und die Knie mit beiden Händen umfassen. Heben Sie den Kopf, und ziehen Sie die Beine zur Brust.

Dehnungsübungen zum Ausklingen

Am Ende eines langen Arbeitstages fällt man oft todmüde ins Bett, ohne vorher noch die Muskeln gelockert oder den Geist von den täglichen Sorgen frei gemacht zu haben. All dies kann zu erheblichen Schlafstörungen führen. Verwenden Sie deshalb täglich ein paar Minuten auf einige Entspannungsübungen, und sichern Sie sich so einen erholsamen und erfrischenden Schlaf.

NACKENDEHNUNG

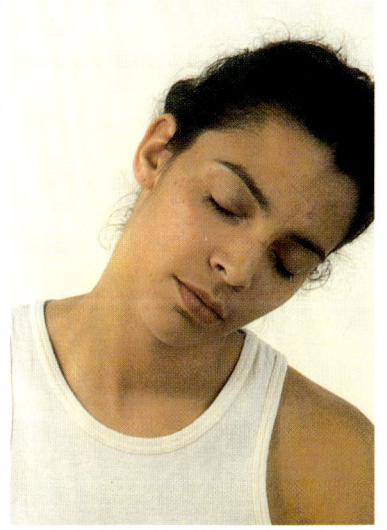

▲ Legen Sie Ihren Kopf vorsichtig zur Seite, und spüren Sie dabei die Dehnung der Halsmuskeln. Richten Sie den Kopf wieder auf, und wiederholen Sie die Übung zur anderen Seite. Die Bewegung sollte langsam sein und jede Dehnung kurz gehalten werden.

LÖWE

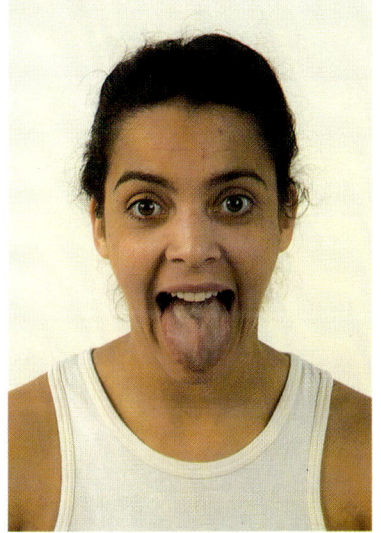

▲ Zur Dehnung und Entspannung der Gesichtsmuskulatur öffnen Sie Ihren Mund so weit wie möglich, und strecken Sie die Zunge heraus. Sperren Sie gleichzeitig die Augen weit auf. Halten Sie die Dehnung kurz, und wiederholen Sie die Übung mehrmals.

KOPF-KNIE-STELLUNG

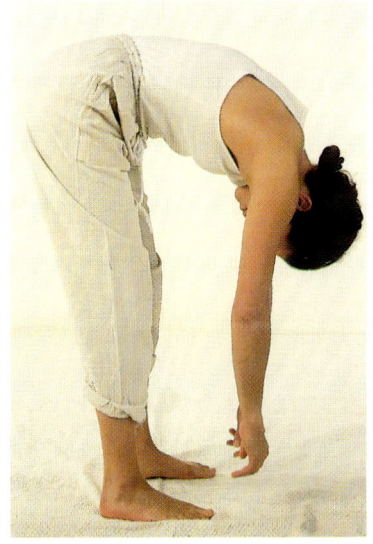

▲ Stehen Sie aufrecht, die Beine in Hüftbreite. Beugen Sie sich nach vor, umfassen Sie Ihre Unterschenkel, und versuchen Sie, Ihre Knöchel zu erreichen. Atmen Sie aus, und strecken Sie die Knie durch. Atmen Sie ein, und beugen Sie die Knie dabei wieder leicht.

KNIEBEUGEN

1　　　　　**2**　　　　　**3**

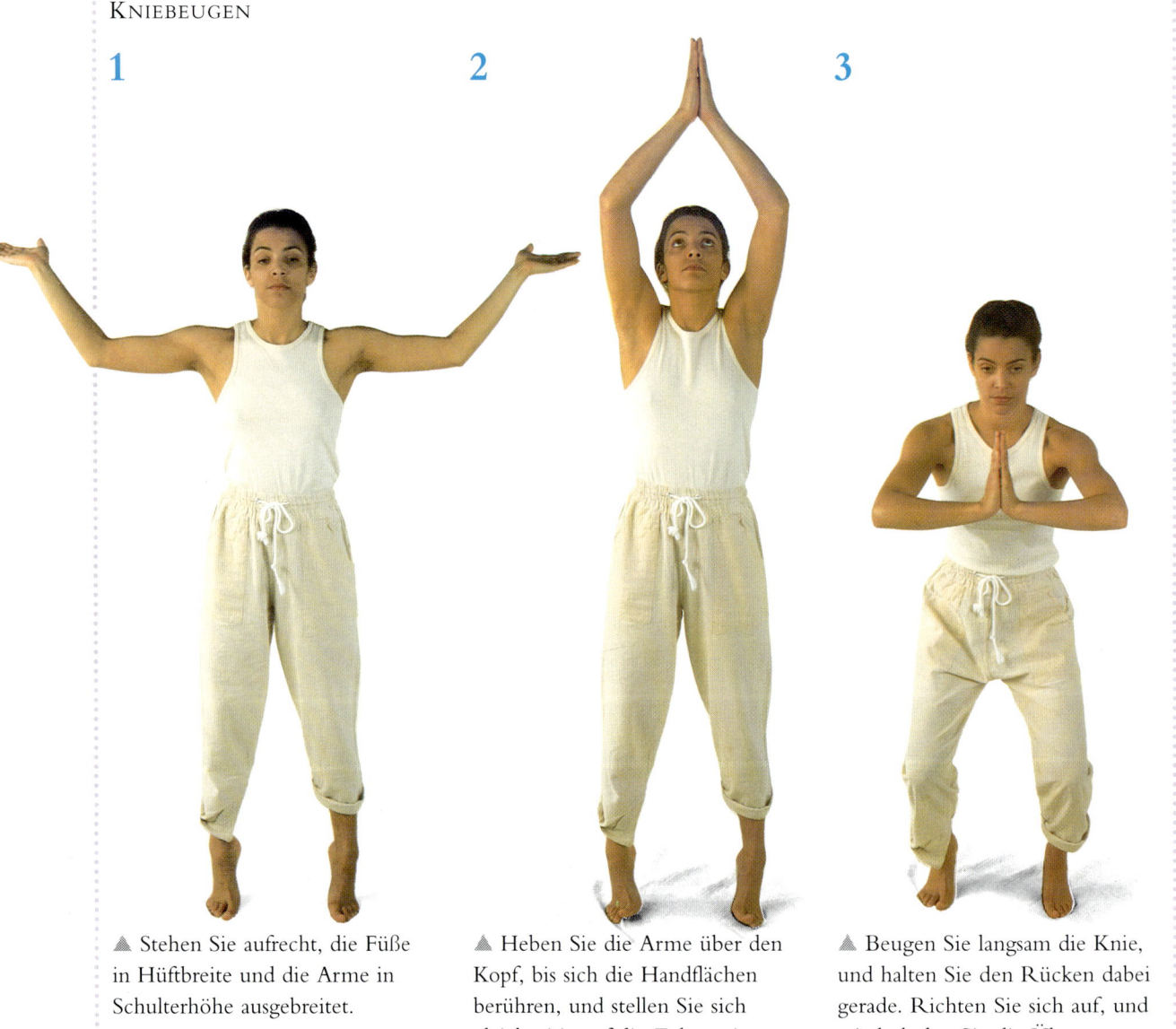

▲ Stehen Sie aufrecht, die Füße in Hüftbreite und die Arme in Schulterhöhe ausgebreitet.

▲ Heben Sie die Arme über den Kopf, bis sich die Handflächen berühren, und stellen Sie sich gleichzeitig auf die Zehenspitzen.

▲ Beugen Sie langsam die Knie, und halten Sie den Rücken dabei gerade. Richten Sie sich auf, und wiederholen Sie die Übung.

GANZKÖRPERDREHUNG

1

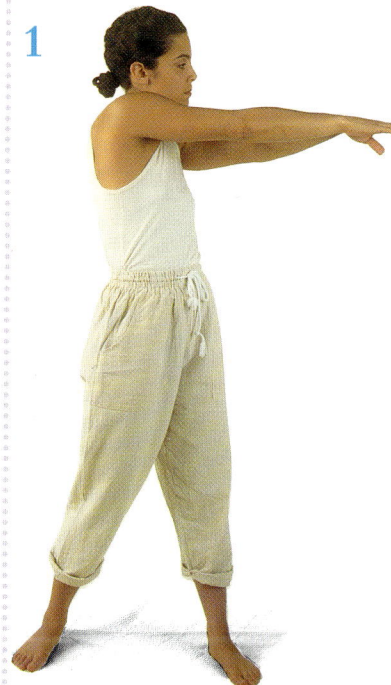

2

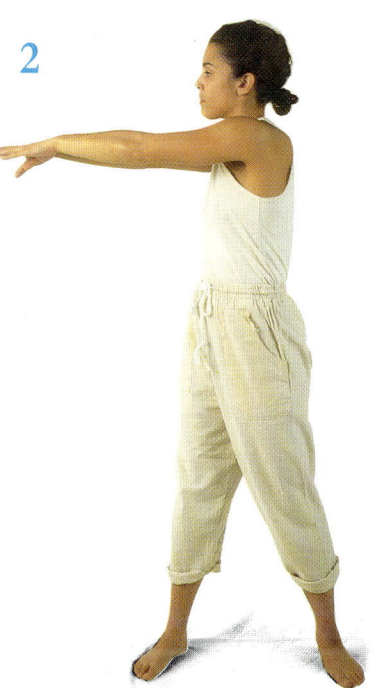

◀ Stehen Sie aufrecht, die Beine in Hüftbreite und die Arme in Schulterhöhe nach vor gestreckt. Drehen Sie nun den Oberkörper langsam zur Seite.

▶ Kommen Sie wieder zur Mitte zurück, und drehen Sie den Oberkörper zur anderen Seite. Die Bewegung sollte langsam und flüssig sein.

RÜCKSTRECKUNG, KNIEND

▶ Gehen Sie in den Fersensitz, und stützen Sie die Hände auf dem Boden hinter den Füßen ab. Heben Sie den Rumpf, und beugen Sie ihn während des Einatmens nach hinten. Halten Sie die Dehnung, und kommen Sie während des Ausatmens wieder in die Ausgangsposition zurück.

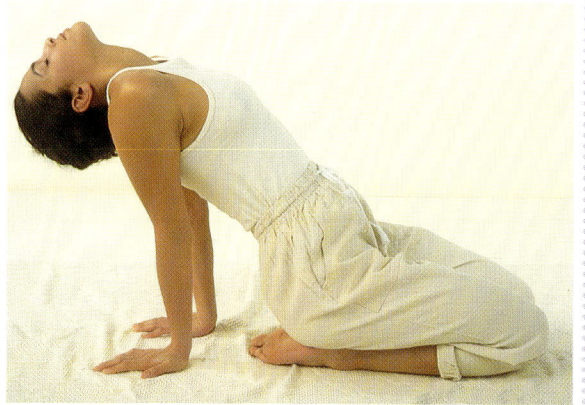

INDEX

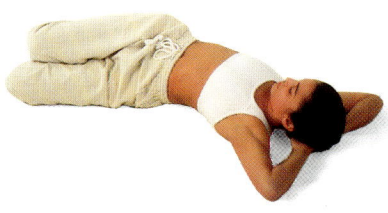

Armdehnen, 39, 50
Armkreisen, 12
Atmungsunterstützung, 14, 30, 54
Aufwärmübungen, 12-15

Bauchbewegungen, 47
Baum, 25
Beckenheben, 26, 60
Beindehnung, 32, 39
Beinkreuzen, 34, 48
Bogen, 34
Boot, 17
Brustkorbdehnung, 19, 31, 50

Dehnen der Arme, 53
Drehsitz, 59
Dreieckshaltung, 28

Energie sammeln, 45
Entspannungslagerung, 42

Fingerdehnen, 37
Fischhaltung, 41

Ganzer Drehsitz, 27
Ganzkörperdrehung, 23, 55, 63

Halbkreisdrehung, 21
Heuschrecke, 29
Hundehaltung, 43

Katzenbuckel, 15, 33, 52, 55
Kindhaltung, 43
Kinn zur Brust, 21, 38
Kniebeugen, 13, 62
Kobra, 26
Kopf-Knie-Stellung, 16, 41, 61
Kopfdrehung, 53
Kreuzgriff, 52
Kutscherhaltung, 29

Liegende Rumpfdrehung, 48
Lockeres Armschwingen, 14
Lotussitz, 44
Löwe, 21, 61

Nackendehnen, 20, 38, 61

Oberkörper-Seitbeuge, 15, 46, 56
Oberschenkeldehnung, 34, 36, 37, 56, 57, 59

Pflug, 18

Rishi-Haltung, 24, 42
Rückendehnen, 29, 50, 51, 60
Rückstreckung, 31, 41, 57, 63
Rumpfbeuge, 55, 57
Rumpfkreisen, 47

Schmetterling, 59
Schulterdehnung, 51
Schulterheben, 12
Schulterstand, 40, 60
Sit-ups, 58

Vorbereitungen, 10
Vorbeugedrehung, 28

Wadenmuskulatur, 36, 52
Waden- und Vorfußübung, 37
Wechselatmung, 45

Fotonachweis:
Sue Atkinson (unter Anleitung von Mira Mehta) S. 6 und S. 8

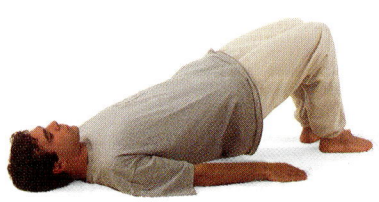

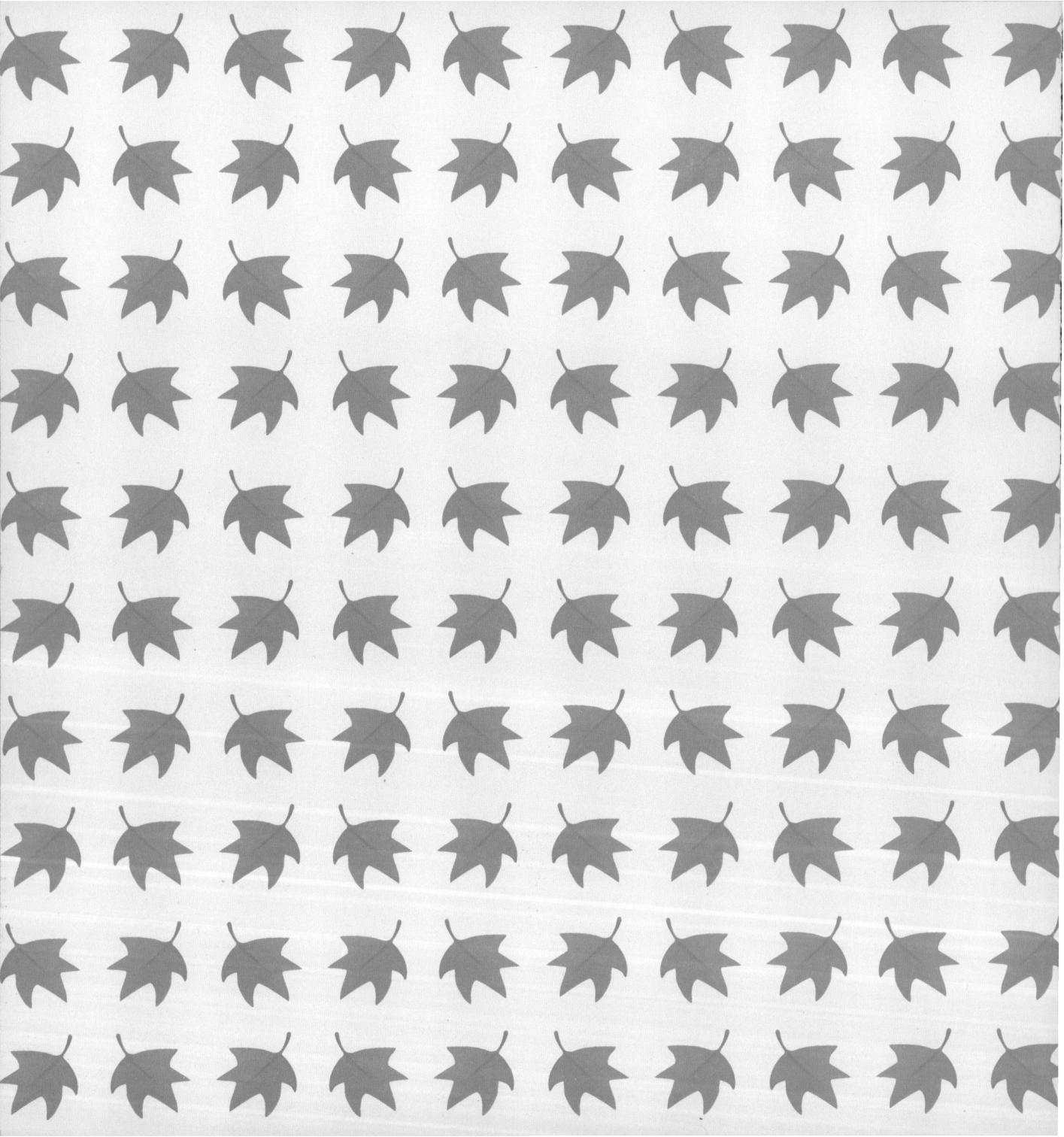